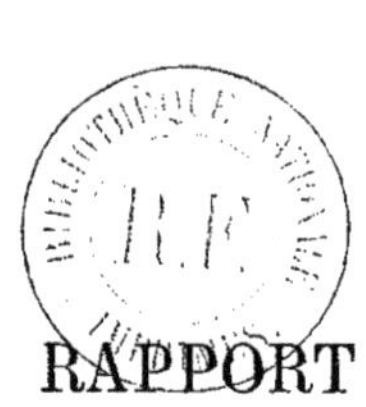

RAPPORT

SUR

LES ÉPIDÉMIES DU CHOLÉRA-MORBUS

Corbeil. — Typ. et stér. de Crété fils.

ACADÉMIE DE MÉDECINE

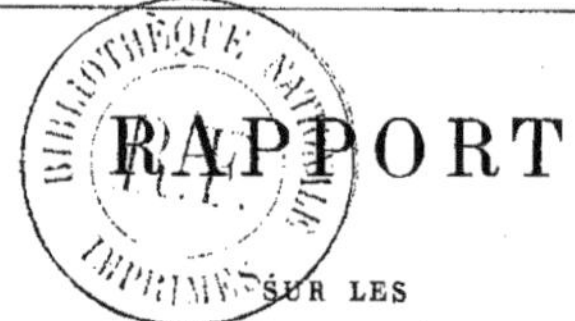

RAPPORT

SUR LES

ÉPIDÉMIES DU CHOLÉRA-MORBUS

QUI ONT RÉGNÉ EN FRANCE PENDANT LES ANNÉES 1854 ET 1855

PAR M. BARTH

AU NOM D'UNE COMMISSION COMPOSÉE DE

MM. BOUILLAUD, Président, BRIQUET, DAVESNE, DE KERKARADEC
J. GUÉRIN, MÉLIER, BARTH, Rapporteur.

PARIS
G. MASSON, ÉDITEUR
LIBRAIRE DE L'ACADÉMIE DE MÉDECINE
17, Place de l'École-de-Médecine

1874

ACADÉMIE DE MÉDECINE

RAPPORT

SUR

LES ÉPIDÉMIES DE CHOLÉRA-MORBUS

QUI ONT RÉGNÉ EN FRANCE PENDANT LES ANNÉES 1854 ET 1865

Par M. Barth

AU NOM D'UNE COMMISSION COMPOSÉE DE MM. BOUILLAUD, Président, BRIQUET, DAVENNE, DE KERKARADEC, J. GUÉRIN, MÉLIER, BARTH, RAPPORTEUR.

ÉPIDÉMIE DE 1854 (1).

ÉPIDÉMIOLOGIE.

Coup d'œil général sur le début et l'extension de l'épidémie.

Deux fois déjà, dans l'espace de douze années, le choléra-morbus avait envahi l'Europe et ravagé la France; nos populations commençaient à peine à se remettre des désastres de l'épidémie de 1849, dont

(1) Parmi les documents parvenus à l'Académie et relatifs à l'épidémie de 1854, il en est quelques-uns écrits en français ou en langues étrangères et concernant divers pays; mais les plus nombreux sont relatifs à la France, y compris l'Algérie, et c'est sur ces derniers surtout que porte l'analyse rigoureuse qui fait la base de ce rapport.

Les uns ne consistent qu'en propositions sans preuves ni faits à l'appui, et conséquemment sans valeur, comme éléments d'un travail sérieux; d'autres ne sont que des idées spéculatives, des conceptions bizarres ou excentriques; d'autres encore ont la prétention d'être des mémoires statistiques, mais n'inspirent absolument aucune espèce de confiance.

De tous ces éléments, nous n'avons pu tenir aucun compte dans notre analyse. Beaucoup de pièces encore ne consistent que dans la mention de faits isolés rapportés sans détails et sans commentaires.

D'autres, en revanche, et en très-grand nombre, sont des rapports dignes d'attention,

M. Briquet vous a tracé l'histoire, lorsque de sinistres rumeurs signalèrent l'imminence d'une invasion nouvelle : dès le milieu de l'année 1853, le fléau promenait ses ravages dans plusieurs contrées du nord de l'Europe ; peu à peu le mal se rapprochait de nos frontières ; le 22 octobre il signalait sa présence, par un cas isolé, dans le département

dont les uns, quoique sommaires, ont un cachet de vérité qui commande l'intérêt, et dont plusieurs sont des mémoires complets, des études sérieuses d'un vrai mérite.

En retranchant tous les premiers groupes, comme ne pouvant servir à un travail d'ensemble digne de l'Académie, il reste environ 300 documents dont l'analyse soigneuse fait la base à ce rapport.

Nous signalons ici les auteurs dont les mémoires nous ont paru les plus méritants :

MM. les Docteurs :

Jacquez, de Lure (Modèle d'enquête) ;
H. Gintrac, de Bordeaux ;
Bocamy, de Perpignan ;
Boursier, de Creil (Observations météorolog., carte) ;
Masson, de Mirecourt (Statistiques nombreuses, cartes topographiques) ;
Martin Duclaux, de Villefranche (Haute-Garonne), (51 observations détaillées) ;
Debrou, d'Orléans ;
Colson, de Commercy ;
Michel, de Strasbourg (Recherches sur le sang, sur les matières intestinales).

Heulard d'Arcy, de la Nièvre (Étude comparée des épidémies de 1832, 49 et 54) ;
Penant, de Vervins ;
Cazaintre, de l'Aude ;
Niobey, de Paris (en mission dans la Haute-Loire) ;
Anthourd, du Vigan ;
Lafaye, de l'Hérault ;
Henry, de Vesoul (Épidémie de choléra et de suette, expériences sur la contagion) ;
Foucart, de Paris (en mission dans la Haute-Marne et la Haute-Garonne) ;
Bouchet, de Lyon ;
Millot, de Cambrai ;

Vial, de Saint-Étienne ;
Huette, de Montargis ;
Vaillandet, de Gray ;
Madin, de Verdun.

V. Guillemin, de Briey ;
Giraud, de Draguignan ;
Barret, de Carpentras ;
Philippe, à Batna ;
P. Rouet, du Gard ;
Chevillon, de Vitry-le-François.

Bucquoy, de Péronne ;
Calvy, de Toulon ;
Castel, de la Charente-Inférieure ;
Armieux, de Calvi (Corse) ;
Noirot, de Dijon ;
Germain, de Poligny ;
Nève, de Bar-le-Duc ;
Vergne, de Paris (en mission dans la Haute-Marne).

Lecadre, du Havre ;
Rothureau, de Paris (en mission dans la Meuse) ;
Crousse, des Vosges ;
Durand, de Chartres ;
Thiberge, de la Haute-Marne (Carte intéressante sur la propagation du choléra) ;
Jobert, de Guyonvelle.

de l'Aisne (1); dès le 7 novembre il était à Paris, et, dans le courant de décembre, il frappait quelques coups dans les départements de Seine-et-Oise (12), de l'Yonne (3 cas) et de la Moselle (1 cas). Mais, après avoir fait un millier de victimes, presque toutes dans le département de la Seine, il sembla s'éteindre complétement dans les premiers mois de l'année 1854.

Ce ne fut toutefois qu'un répit de courte durée : dans le courant du mois de mars, le fléau se ranima surtout à Paris.

(1) Date de l'apparition du choléra dans les départements envahis.

1	Aisne	22 octob. 1853.	36	Aude	5 juillet 1854.
2	Seine	7 nov.	37	Finistère	5 —
3	Seine-et-Oise	4 déc.	38	Indre-et-Loire	5 —
4	Yonne	5 —	39	Saône-et-Loire	6 —
5	Moselle	18 —	40	Jura	8 —
6	Oise	18 février 1854.	41	Hautes-Alpes	10 —
7	Meurthe	23 —	42	Doubs	10 —
8	Eure	31 mars.	43	Bas-Rhin	10 —
9	Haut-Rhin	4 avril.	44	Deux-Sèvres	11 —
10	Aube	10 —	45	Isère	13 —
11	Seine-et-Marne	16 —	46	Puy-de-Dôme	14 —
12	Nièvre	17 —	47	Charente	15 —
13	Vendée	27 —	48	Drôme	15 —
14	Meuse	28 —	49	Indre	16 —
15	Haute-Marne	5 mai.	50	Aveyron	19 —
16	Morbihan	5 —	51	Corse	19 —
17	Marne	8 —	52	Ardèche	21 —
18	Seine-Inférieure	11 —	53	Maine-et-Loire	22 —
19	Haute-Saône	17 —	54	Basses-Alpes	23 —
20	Pas-de-Calais	20 —	55	Gironde	24 —
21	Côte-d'Or	22 —	56	Charente-Inférieure	28 —
22	Loiret	26 —	57	Haute-Loire	28 —
23	Nord	26 —	58	Orne	31 —
24	Vosges	28 —	59	Loir-et-Cher	1er août.
25	Somme	1er juin.	60	Cher	2 —
26	Vaucluse	7 —	61	Ariége	3 —
27	Eure-et-Loir	9 —	62	Haute-Garonne	3 —
28	Gard	9 —	63	Ain	5 —
29	Loire-Inférieure	10 —	64	Loire	7 —
30	Bouches-du-Rhône	15 —	65	Tarn	7 —
31	Hérault	19 —	66	Tarn-et-Garonne	7 —
32	Ardennes	20 —	67	Côtes-du-Nord	24 —
33	Var	22 —	68	Manche	11 octobre.
34	Pyrénées-Orientales	1er juillet.	69	Allier	20 —
35	Rhône	4 —	70	Basses-Pyrénées	25 — (1)

(1) Extrait des *Documents statistiques* publiés par M. Blondel.

Dès la fin d'avril, 9 nouveaux départements se trouvaient envahis (1), 10 autres étaient visités dans le courant du mois de mai (2) ; 9 en juin (3) ; 25 en juillet (4) ; 9 durant le mois d'août (5), et 3 autres en octobre (6), de telle sorte que, dans le courant de l'année, l'épidémie avait envahi 70 départements dans plusieurs desquels la maladie se prolongea pendant les premiers mois de 1855.

En suivant le fléau dans sa marche et son extension géographique, nous le voyons entrer par le Nord, s'abattre aussitôt sur Paris, comme il l'avait déjà fait en 1832 et 1849, y concentrer à peu près ses ravages durant les deux derniers mois de l'année, en ne faisant que quelques victimes dans plusieurs départements voisins, notamment Seine-et-Oise qui entoure le département de la Seine, diminuer ensuite rapidement en janvier, et s'éteindre à peu près en février; puis, se réveillant à la fin de mars, il s'étend en surface en même temps qu'il augmente d'intensité, avec les chaleurs de l'été, et, dans son expansion successive, nous le voyons embrasser d'abord jusqu'au premier juin, toute la région nord-

(1) Oise. Meurthe. Eure. Haut-Rhin. Aube. Seine-et-Marne. Meuse. Nièvre. Vendée.

(2) Haute-Marne. Morbihan. Marne. Seine-Inférieure. Haute-Saône. Pas-de-Calais. Côte-d'Or. Loiret. Nord. Vosges.

(3) Somme. Vaucluse, Eure-et-Loir. Gard. Loire-Inférieure. Bouches-du-Rhône. Hérault. Ardennes. Var.

(4) Pyrénées-Orientales. Rhône. Aude. Finistère. Indre-et-Loire. Saône-et-Loire. Jura. Hautes-Alpes. Doubs. Bas-Rhin. Deux-Sèvres. Isère. Puy-de-Dôme. Charente. Drôme. Indre. Aveyron. Corse. Ardèche. Maine-et-Loire. Basses-Alpes. Gironde. Charente-Inférieure. Haute-Loire. Orne.

(5) Loir-et-Cher. Cher. Ariége. Haute-Garonne. Ain. Loire. Tarn. Tarn-et-Garonne. Côtes-du-Nord.

(6) Manche. Allier. Basses-Pyrénées.

est de la France comprenant les 23 départements qui s'étendent depuis les côtes de la Manche jusqu'au versant sud-est des Vosges. Puis, dans le courant de juin, il envahit plus spécialement la région du sud comprenant le littoral de la Méditerranée et la vallée du Rhône et de la Saône inférieure, s'étend pendant le mois de juillet sur tout le versant français des Alpes et se propage un peu plus tard aux départements du centre compris dans les bassins de la Loire et de la Garonne, en frappant çà et là quelques localités baignées par les côtes de l'Océan et de la partie occidentale de la Manche, de manière à couvrir enfin d'un vaste réseau presque toute la surface de l'Empire, en respectant à peu près complétement 16 départements qui s'étendent presque sans interruption du nord au sud de la France, depuis le Calvados jusqu'aux Hautes-Pyrénées.

Comparaison des départements envahis et préservés dans les trois épidémies de 1832-49 *et* 54. — En jetant un coup d'œil comparatif sur les trois grandes épidémies cholériques de 1832, 49 et 54, sous le point de vue de leur extension en France, nous voyons que sur les 86 départements de l'Empire 30 avaient été épargnés en 1832 (1), et 29 sont restés indemnes en 49 (2).

(1) l'Ariége. l'Aude. l'Aveyron. le Cantal. la Corrèze. la Corse. la Creuse. la Dordogne. la Haute-Garonne. le Gers. l'Hérault. le Jura. les Landes. la Loire. la Haute Loire. le Lot. la Lozère. le Puy-de-Dôme. les Basses-Pyrénées. les Hautes-Pyrénées. les Pyrénées-Orientales. le Bas-Rhin. le Haut-Rhin. le Rhône. la Saône-et-Loire. la Sarthe. le Tarn. le Tarn-et-Garonne. le Var. la Vaucluse.

(2) Ariége. Aude. Aveyron. Cantal. Corrèze. Corse. Creuse. Dordogne. Haute-Garonne. Gers. Isère. Jura. Landes. Loire. Haute-Loire. Lot. Lot-et-Garonne. Lozère. Basses-Pyrénées. Hautes-Pyrénées. Pyrénées-Orientales. Rhône. Saône-et-Loire. Tarn. Tarn-et-Garonne. Var. Vaucluse. Vienne. Haute-Vienne (1).

D'après les documents statistiques de M. Blondel.

En 1854 au contraire il n'y en a plus que 16 d'épargnés par l'épidémie, savoir :

Calvados.
Cantal.
Corrèze.
Creuse.
Dordogne.
Gers.
Ille-et-Vilaine.
Landes.
Lot.
Lot-et-Garonne.
Lozère.
Mayenne.
Hautes-Pyrénées
Sarthe.
Vienne.
Haute-Vienne.

Sur ces 16 départements épargnés en 1854,6 avaient payé leur tribut

TABLEAU DES DÉPARTEMENTS ENVAHIS OU ÉPARGNÉS DANS LES 3 ÉPIDÉMIES DE 1832, 49 ET 54.

Ain...........	32	49	54	Gers..........				Pas-de-Calais...	32	49	54
Aisne.........	32	49	53-54	Gironde........	32	49	54	Puy-de-Dôme. .		49	54
Allier..........	32	49	54	Hérault.........		49	54	Pyrénées (Bas.-).			54
Alpes (Basses-)..	32	49	54	Ille-et-Vilaine...	32	49		Pyrén. (Haut.-).			
Alpes (Hautes-)..	32	49	54	Indre..........	32	49	54	Pyrén.-Oriental.			54
Ardèche........	32	49	54	Indre-et-Loire...	32	49	54	Rhin (Bas-).....		49	54
Ardennes.......	32	49	54	Isère...........	32		54	Rhin (Haut-)....		49	54
Ariége....			54	Jura...........			54	Rhône.........			54
Aube...........	32	49	54	Landes.........				Saône (Haute-)..	32	49	54
Aude...........			54	Loire-et-Cher...	32	49	54	Saône-et-Loire..			54
Aveyron........			54	Loire...........			54	Sarthe.........		49	
Bouch.-du-Rhôn.	32	49	54	Loire (Haute-)...			54	Seine.........	32	49	53-54
Calvados........	32	49		Loire-Inférieure.	32	49	54	Seine-Inférieure	32	49	54
Cantal..........				Loiret..........	32	49	54	Seine-et-Marne.	32	49	54
Charente.......	32	49	54	Lot.......... ...				Seine-et-Oise. .	32	49	53-54
Charente-Infér..	32	49	54	Lot-et-Garonne..	32			Sèvres (Deux-)..	32	49	54
Cher...........	32	49	54	Lozère..........				Somme........	32	49	54
Corrèze....... ...				Maine-et-Loire. .	32	49	54	Tarn...........			54
Corse...			54	Manche.........	32	49	54	Tarn-et-Garonne			54
Côte-d'Or.......	32	49	54	Marne..........	32	49	54	Var...........			54
Côtes-du-Nord. .	32	49	54	Marne (Haute-)..	32	49	54	Vaucluse.......			54
Creuse.........				Mayenne.......	32	49		Vendée........	32	49	54
Dordogne.......				Meurthe........	32	49	54	Vienne........	32		
Doubs..........	32	49	54	Meuse..........	32	49	54	Vienne (Haute-).	32		
Drôme.........	32	49	54	Morbihan.......	32	49	54	Vosges.........	32	49	54
Eure...........	32	49	54	Moselle........	32	49	53-54	Yonne........	32	49	53-54
Eure-et-Loir....	32	49	54	Nièvre..........	32	49	54				
Finistère.......	32	49	54	Nord...........	32	49	54	Départements.	1832-	49-	54
Gard...........	32	49	54	Oise............	32	49	54	Envahis...	56	57	70
Garonne(Haute-).			54	Orne...........	32	49	54	Épargnés .	30	29	16 (1)

(1) Documents publiés par M. Blondel.

dans l'une des deux épidémies antérieures ou dans les deux successivement :

Ce sont : le	Calvados	frappé	en 1832 et 49.
	Ille-et-Vilaine	—	en 1832 et 49
	Mayenne	—	en 1832 et 49
	Sarthe	—	en 49
	Vienne	—	en 1832
	Haute-Vienne	—	en 1832

Sur les 70 départements envahis en 1854, il en est 21 qui avaient été épargnés en 1832 (1), il en est 17 qui avaient été épargnés en 1849 (2), il en est 16 qui avaient été épargnés dans les deux épidémies antérieures, savoir :

Ariége...............	qui a fourni.	11,226	décès.
Aude.................	—	4,830	—
Aveyron.............	—	312	—
Corse................	—	220	—
Haute-Garonne........	—	2,226	—
Jura.................	—	2,825	—
Loire................	—	227	—
Haute-Loire..........	—	22	—
Basses-Pyrénées.......	—	17	—
Pyrénées-Orientales....	—	3,051	—
Rhône................	—	298	—
Saône-et-Loire........	—	931	—
Tarn.................	—	1,241	—
Tarn-et-Garonne......	—	17	—
Var..................	—	3,494	—
Vaucluse.............	—	2,341	—

(1) Ariége. Aude. Aveyron. Corse. Haute-Garonne. Hérault. Jura. Loire. Haute-Loire. Puy-de-Dôme. Basses-Pyrénées. Pyrénées-Orientales. Bas-Rhin. Haut-Rhin. Rhône. Saône-et-Loire. Sarthe. Tarn. Tarn-et-Garonne. Var. Vaucluse.

(2) Ariége. Aude. Aveyron. Corse. Haute-Garonne. Isère. Jura. Loire. Haute-Loire. Basses-Pyrénées. Pyrénées-Orientales. Rhône. Saône-et-Loire. Tarn. Tarn-et-Garonne. Var. Vaucluse.

Enfin, après l'épidémie de 1854, il reste 9 départements qui sont demeurés jusque-là complètement indemnes, savoir :

Cantal.	Dordogne.	Lot.
Corrèze.	Gers.	Lozère.
Creuse.	Landes.	Hautes-Pyrénées.

En résumé, sur les 70 départements envahis en 1854 il en est 16 qui jusqu'alors avaient échappé aux atteintes de l'épidémie, et sur lesquels sept ont fourni chacun plus de 2,000 victimes, et d'autre part sur les 16 départements épargnés en 1854, il en est 6 qui avaient payé leur tribut antérieurement, un dans l'épidémie de 49 seulement, deux dans celle de 1832 et trois autres dans celles de 1832 et de 1849.

Mode d'évolution et phénomènes précurseurs de l'épidémie. — Considéré d'une manière générale au point de vue de son évolution dans une contrée, le choléra-morbus a présenté, en 1854 comme dans les autres épidémies, quelques notables différences. Dans un certain nombre de localités, divers troubles de la santé publique, notamment des dérangements intestinaux, ont précédé la manifestation du choléra.

Ces troubles constituaient-ils une ébauche du mal qui devait bientôt éclater dans toute sa force, une période d'incubation de l'épidémie, dont le germe déjà déposé demanderait quelque temps pour prendre tout son développement ? Ou bien ne faut-il considérer ces troubles que comme des conditions sanitaires habituelles pendant les chaleurs de l'été et qui prédisposaient les populations à contracter le choléra dès que le mal arrivait au milieu d'elles par importation ou de toute autre manière ?

Plusieurs rapports disent que bien des fois, en effet, le choléra-morbus est apparu d'emblée avec tous ses caractères, sans que la santé publique présentât des modifications pouvant être considérées comme des prodromes de l'épidémie cholérique.

Ainsi, dans l'arrondissement de Mirecourt, dit le docteur Masson, la santé publique n'était pas manifestement altérée avant l'invasion de l'épidémie, qui sévissait avec violence dans des départements voisins. Le choléra ne s'était même pas fait précéder de la cholérine, son avant-coureur, lorsqu'il éclata tout à coup avec plus d'intensité qu'en 1832 et 1849.

Allures de l'épidémie considérée dans son mode d'invasion, son intensité.

Mode d'invasion d'une localité.— De grandes différences ont été d'ailleurs observées au point de vue de la lenteur et de la bénignité de l'invasion du choléra dans une localité ou de la promptitude et de la violence de son irruption et du nombre proportionnel de ses victimes. Dans quelques localités, l'épidémie a eu comme de la peine à se développer : à un premier cas en succédaient d'autres à des intervalles plus ou moins éloignés, et la proportion des atteintes restait pendant quelques semaines peu considérable. Dans d'autres localités, l'épidémie s'est abattue comme un ouragan : une première attaque était promptement suivie d'atteintes nouvelles qui se multipliaient avec rapidité et faisaient en peu de temps de nombreuses victimes.

Violence relative de l'épidémie. — Proportion des atteintes. — La proportion des atteintes comparativement au chiffre de la population a été du reste très-variable. Telle localité ne fournit que quelques rares décès sur un petit nombre d'atteintes ; telle autre est plus que décimée. C'est ainsi que dans la commune d'Aubepierre (Haute-Marne) une population de 896 habitants a compté 340 malades, et 106 décès, c'est-à-dire une victime sur moins de 9 habitants.

M. le docteur Madin dit de son côté qu'il « pourrait citer plusieurs villages de l'arrondissement de Verdun où la population a été plus que décimée en 6 semaines, en un mois, et même en 14 jours. »

Dans 22 communes de la Haute-Saône, où le choléra-morbus a régné pendant les mois de juillet, août et septembre, au rapport de M. le docteur Michel, en ne tenant compte que des personnes ayant gardé le lit plus de trois jours, on compte 1 malade sur 4 habitants. La mortalité comparée au nombre des malades est de 1 mort sur 5 environ, et sur 350 cholériques il n'y a eu que 75 guérisons.

Parmi les endroits les plus cruellement frappés figurent en première ligne deux établissements hospitaliers : la maison d'aliénés de Clermont-Ferrand qui, dans l'espace de 51 jours, compta 56 décès (presque le quart de la population), portant principalement sur les gâteux ; et la maison centrale d'Aniane, dont l'histoire rappelle celle du pénitencier de Tours en 1849 : ainsi le 1er jour, sur 720 détenus, 4 sont frappés et 2 succombent ; le 2e jour on compte 60 atteintes et 12 décès ;

du 3e au 6e jour, 84 attaques et 66 décès ; du 6e au 11e jour, 54 atteintes et 52 décès, tellement qu'à la fin de l'épidémie plus du tiers de la population est frappé, et sur 295 malades 179 succombent.

Durée de l'épidémie, chiffre des décès dans les divers départements. — Dans les diverses régions envahies, l'épidémie s'est comportée très-différemment tant au point de vue de sa durée (1) que du chiffre général

(1) DURÉE DE L'ÉPIDÉMIE DANS LES 70 DÉPARTEMENTS ENVAHIS.

1	Seine	13	mois	23	jours.		36	Indre-et-Loire	4	mois	25	jours.
2	Aisne	13	—	3	—		37	Pyrénées-Orientales.	4	—	25	—
3	Yonne	12	—	26	—		38	Haute-Marne	4	—	23	—
4	Seine-et-Oise	12	—	25	—		39	Tarn	4	—	21	—
5	Moselle	12	—	9	—		40	Gard	4	—	19	—
6	Meurthe	10	—	7	—		41	Bas-Rhin	4	—	15	—
7	Oise	10	—	2	—		42	Maine-et-Loire	4	—	14	—
8	Haut-Rhin	8	—	26	—		43	Indre	4	—	13	—
9	Eure	7	—	25	—		44	Drôme	4	—	12	—
10	Morbihan	7	—	25	—		45	Isère	4	—	12	—
11	Seine-et-Marne	7	—	21	—		46	Ardennes	4	—	10	—
12	Aube	7	—	16	—		47	Ariége	4	—	9	—
13	Meuse	7	—	9	—		48	Côtes-du-Nord	4	—	7	—
14	Vendée	7	—	9	—		49	Saône-et-Loire	4	—	7	—
15	Marne	7	—	5	—		50	Rhône	4	—	5	—
16	Pas-de-Calais	7	—	4	—		51	Vaucluse	4	—	5	—
17	Nièvre	6	—	27	—		52	Charente-Inférieure	4	—	4	—
18	Nord	6	—	17	—		53	Corse	3	—	27	—
19	Eure-et-Loir	6	—	13	—		54	Gironde	3	—	26	—
20	Haute-Saône	6	—	11	—		55	Puy-de-Dôme	3	—	26	—
21	Côte-d'Or	6	—	7	—		56	Haute-Garonne	3	—	24	—
22	Bouches-du-Rhône	6	—	5	—		57	Ardèche	3	—	13	—
23	Loiret	6	—	4	—		58	Loire	3	—	4	—
24	Seine-Inférieure	6	—	»	—		59	Orne	2	—	29	—
25	Vosges	5	—	27	—		60	Loir-et-Cher	2	—	28	—
26	Finistère	5	—	25	—		61	Tarn-et-Garonne	2	—	24	—
27	Aude	5	—	21	—		62	Basses-Alpes	2	—	22	—
28	Loire-Inférieure	5	—	20	—		63	Hautes-Alpes	2	—	20	—
29	Hérault	5	—	19	—		64	Ain	2	—	16	—
30	Somme	5	—	17	—		65	Aveyron	2	—	14	—
31	Charente	5	—	10	—		66	Allier	2	—	11	—
32	Doubs	5	—	4	—		67	Manche	2	—	11	—
33	Jura	5	—	3	—		68	Haute-Loire	2	—	9	—
34	Cher	4	—	28	—		69	Deux-Sèvres	1	—	25	—
35	Var	4	—	20	—		70	Basses-Pyrénées	1	—	5	—

des décès (1). Sous ce double rapport, c'est Paris qui a eu le triste privilége d'être au premier rang. Dans le département de la Seine, en effet, la maladie, commençant en octobre 1853 et ne s'éteignant qu'en décembre 1854, a duré plus de 13 mois et causé plus de 11,000 décès. Dans presque tous les autres départements au contraire, l'épidémie n'a duré en général, au moins avec un peu de violence, que de trois à cinq mois, et il

(1) NOMBRE DES DÉCÈS DANS LES 70 DÉPARTEMENTS ENVAHIS.

1	Seine...........	11,520	36	Drôme..........	982
2	Ariége..........	11,226	37	Basses-Alpes.....	965
3	Haute-Marne.....	10,653	38	Somme.........	962
4	Haute-Saône.....	9,882	39	Saône-et-Loire...	931
5	Meuse..........	8,510	40	Nièvre..........	913
6	Vosges..........	6,066	41	Loiret..........	839
7	Bouch.-du-Rhône.	5,848	42	Gironde.........	800
8	Marne..........	5,590	43	Oise...........	790
9	Aude...........	4,830	44	Ardèche.........	558
10	Côtes-d'Or......	4,409	45	Indre..........	521
11	Meurthe.........	4,398	46	Seine-Inférieure.	521
12	Yonne..........	4,022	47	Haute-Alpes.....	493
13	Var............	3,494	48	Cher...........	359
14	Aube...........	3,100	49	Aveyron.........	312
15	Pyrén.-Orientales.	3,051	50	Rhône..........	298
16	Moselle.........	2,880	51	Charente........	272
17	Jura...........	2,825	52	Morbihan........	230
18	Gard...........	2,495	53	Loire..........	227
19	Hérault.........	2,456	54	Corse..........	220
20	Vaucluse........	2,341	55	Eure-et-Loir.....	214
21	Haute-Garonne...	2,226	56	Indre-et-Loire...	182
22	Seine-et-Marne...	2,214	57	Puy-de-Dôme....	168
23	Aisne..........	2,052	58	Ain............	106
24	Pas-de-Calais....	1,708	59	Eure...........	99
25	Nord...........	1,522	60	Maine-et-Loire...	83
26	Haut-Rhin.......	1,485	61	Côtes-du-Nord...	79
27	Isère..........	1,320	62	Vendée.........	74
28	Finistère.......	1,248	63	Loir-et-Cher.....	52
29	Tarn...........	1,241	64	Orne...........	41
30	Seine-et-Oise.....	1,221	65	Allier..........	39
31	Doubs..........	1,104	66	Manche.........	27
32	Bas-Rhin........	1,070	67	Haute-Loire......	22
33	Char.-Inférieure..	1,023	68	Basses-Pyrénées..	17
34	Loire-Inférieure..	1,016	69	Tarn-et-Garonne.	17
35	Ardennes........	1,008	70	Deux-Sèvres.....	11

n'en est que 7 dans lesquels le chiffre total des victimes ait dépassé 5,000. Ce sont, dans l'ordre du nombre des décès, l'Ariége qui a donné (11,220), la Haute-Marne (10,653), la Haute-Saône (9,882), la Meuse (8,510), les Vosges (6,066) les Bouches-du-Rhône (5,848) et la Marne (5,590).

Dans 15 autres départements la mortalité a varié entre 4,000 et 2,000 ; dans 12 elle a oscillé entre 2000 et 1000, et dans les 35 autres elle s'est abaissée de 900 à une dizaine seulement de cas mortels.

Si le département de la Seine a fourni le chiffre le plus élevé de victimes, ce n'est pas lui cependant qui a eu la plus grande mortalité proportionnellement à sa population. Sous ce dernier rapport 16 départements ont été plus maltraités que la Seine. Ce sont, en première ligne, l'Ariége qui en 4 mois a donné 1 décès sur 23 habitants, la Haute-Marne qui en compte 1 sur 25, la Haute-Saône qui en fournit 1 sur 35, la Meuse 1 sur 38, puis les Pyrénées-Orientales, l'Aude, la Marne, les Vosges, les Bouches-du-Rhône, l'Aube, l'Yonne et la Côte-d'Or qui donnent 1 victime sur 60 à 100 têtes ; enfin la Meurthe, leVar, Vaucluse et le Jura, qui comptent 1 décès sur 100 à 120 habitants, tandis que la Seine, malgré ses 11,520 morts, n'a fourni qu'un décès sur 123 après avoir duré 13 mois entiers.

Les deux tableaux précédents, extraits du beau rapport de M. Blondel (1), donnent la durée de l'épidémie dans chacun des départements envahis et le chiffre des décès dont l'addition s'élève pour toute la France à plus de 142,000, chiffre supérieur à celui de la mortalité générale des épidémies de 1849 et de 1832.

Immunité relative des lieux fortement éprouvés dans les épidémies antérieures. — Les particularités que nous avons signalées plus haut pour les départements envahis ou épargnés dans une ou plusieurs des trois grandes épidémies, ont été fréquemment observées dans les localités diverses d'un département, d'un arrondissement et même d'un canton, dans le cours de l'épidémie de 1854. Ainsi certains endroits ont été plus ou moins frappés après avoir déjà fourni un contingent de victimes plus ou moins considérable dans l'une ou l'autre des épidémies antérieures. Cette répétition d'épidémies successives, plus fréquente dans les villes populeuses

(1) *Documents statistiques et administratifs concernant l'épidémie de choléra de* 1854. Paris, Imprimerie impériale, MDCCCLXII.

au milieu de grandes agglomérations d'hommes, a été maintes fois aussi constatée pour de petites localités.

Par opposition, plusieurs rapports signalent, au milieu d'une contrée envahie, une immunité relative en faveur de certaines localités fortement atteintes dans l'une ou l'autre des épidémies antérieures, tandis que d'autres, précédemment épargnées, ont payé, en 1854, un large tribut à la maladie ; ainsi : dans l'arrondissement de Briey, Homécourt et Jœuf, décimés en 1849, ne présentent aucun cas de choléra en 1854 (V. Guillemin), et dans la ville d'Auxerre le choléra qui, en 1846, avait exercé de cruels ravages dans les vieux bâtiments de l'asile des aliénés, en touchant à peine la ville, a sévi avec intensité, en 1854, sur la population urbaine, en épargnant presque complétement l'asile (docteur Giraud).

Préservation de certaines localités, de certains établissements. — Au rapport de M. le docteur Colson, dans l'arrondissement de Commercy, universellement envahi en 1854 par le choléra et la suette, le village de Baudremont a été seul exempt de l'une et l'autre de ces deux maladies, « heureux privilége dont on chercherait vainement l'explication dans la nature du terrain ou dans la situation de cette localité. »

Dans les Basses-Pyrénées, dit le docteur Bocamy, plusieurs établissements ont joui d'une immunité complète; la prison de Prades, la maison d'arrêt de Perpignan, le couvent du Bon-Pasteur, le collége et plusieurs autres établissements publics ; « une seule maison d'éducation a été atteinte et M. le docteur Bocamy en cherche l'explication dans sa position au milieu d'un quartier qui a été un des foyers de l'épidémie. »

Le docteur Pagès (du Gard) rapporte, à son tour, que « les grandes usines de lagrande-Combe, de Portes, de Thamaris dans la vallée du Gardon, et de Bességes dans la vallée de la Cèze, qui réunissent toutes une grande population d'ouvriers, ont été entièrement à l'abri du fléau. » Il est très à regretter que le docteur Pagès n'ait pas recherché les causes de cette immunité.

Enfin sur 107 individus prenant les eaux sulfureuses d'Enghien, dit M. le docteur de Puisaye, il n'y a eu aucun cas de choléra; un seul a été pris d'une cholérine grave.

Rouen aussi a peu souffert comparativement à sa population, et, quoique le choléra en 1854 s'y soit prolongé de mai en novembre, il n'a fait qu'une seule victime le premier mois; 5 dans le second; 13 dans le troisième; 33 dans le quatrième; 23 dans le cinquième; 23 dans le sixième; 9 dans le septième et dernier mois, en tout 107 décès pour une population de plus de 100,000 têtes.

Enfin il est des localités qui, jusqu'à ce jour au moins, ont presque échappé à *toutes* les épidémies ou n'en ont été que très-légèrement effleurées, sans qu'il soit possible de saisir les causes de cette immunité.

Pour ne citer qu'un exemple parmi les cités populeuses, la ville de Lyon a joui d'une immunité assez remarquable, quand on considère l'étroitesse et la malpropreté de ses rues, la hauteur exagérée des maisons, le manque d'eau courante et les mauvaises conditions hygiéniques d'un grand nombre de ses habitants.

Complétement épargnée en 1832, à peine effleurée en 1849 (les statistiques ne donnent que 56 décès), Lyon n'a eu, en 1854, qu'environ 600 malades sur lesquels les 3/5 à peu près ont succombé. C'est peu de chose assurément pour une population de plus de 250,000 habitants.

Cette immunité relative, M. le docteur Bouchet l'explique par les courants atmosphériques qui, suivant le cours des deux rivières avant leur jonction, convergent à Lyon et y entretiennent une ventilation constante en deux sens différents, laquelle balaye et disperse les émanations dont l'air peut être le véhicule.

PATHOLOGIE.

Caractères essentiels du choléra de 1854 comparé à ceux de 1832 et 49.

Considéré dans ses manifestations morbides, le mal indien s'est montré, en 1854 comme en 1832 et en 1849, sous forme de *cholérine* et de *choléra confirmé;* la cholérine caractérisée par des selles liquides, abondantes, repétées coup sur coup, suivies le plus souvent d'un prompt retour à la santé; — le choléra, proprement dit, commençant le plus souvent aussi par des évacuations liquides, suivies bientôt de vomissements et de tous les autres symptômes caractéristiques et se terminant le plus souvent par la mort.

A en juger par les descriptions qui relatent les phénomènes de la maladie, le choléra-morbus a présenté, en somme, dans l'épidémie de 1854, la même physionomie que dans les épidémies antérieures ; un certain nombre de rapports seulement signalent çà et là quelques différences, de valeur secondaire, et qui ne détruisent pas l'identité d'une maladie apparaissant partout semblable à elle-même, et constituant une entité morbide parfaitement définie.

Mais avant d'étudier le choléra dans ses caractères pathologiques, disons un mot de la période qui précède, chez l'individu qui va être atteint, l'explosion de la maladie et de l'heure à laquelle apparaissent le plus habituellement les premières manifestations qui en signalent le début.

Incubation. — Et d'abord y a-t-il une période d'incubation individuelle et quelle en est la durée ; en d'autres termes, combien de temps se passe-t-il entre le moment où la cause morbigène, quelle qu'elle soit, pénètre dans l'organisme vivant, et celui où se déclarent les premiers symptômes ?

Un petit nombre de rapports seulement soulèvent cette question intéressante et l'on conçoit qu'elle est généralement difficile à résoudre au milieu des populations placées sous des influences dont la venue ou le développement ne s'annonce par aucun signe manifeste.

On ne peut, en effet, l'élucider que dans les deux conditions suivantes :

1° Par les malades frappés autour d'un premier cholérique venu de loin dans un pays où la maladie n'existait pas encore. —

Mais conclure de ces faits, c'est admettre implicitementl a contagion encore en litige.

2° Par les cas de choléra développés chez des personnes venues d'une contrée saine au milieu d'un foyer cholérique. — Parmi les individus placés dans ces conditions et atteints par la maladie, les uns sont frappés dans l'espace de 24 heures, les autres ne le sont qu'au bout d'un certain nombre de jours qui varie de 2 à 8. — Le terme le plus ordinaire nous a paru être d'environ 4 jours.

M. le docteur Raimbert, d'Eure-et-Loir, donne, pour la durée de l'incubation, le tableau suivant de 63 observations :

De quelques heures	à	1 jour.	11 cas.
De 2	à	4 jours.	35 —
De 5	à	7 —	11 —
De 8	à	12 —	6 —

Les données de ce tableau concordent avec les résultats de l'expérience générale d'après laquelle la période d'incubation ne dépasse pas ordinairement huit jours; mais il montre aussi que, dans quelques cas exceptionnels, cette période pendant laquelle le mal couve dans l'économie vivante peut dépasser ce terme.

Ainsi M. le docteur Padioleau cite quelques faits d'après lesquels la période d'incubation aurait duré 8 et 10 jours. Un homme est pris de choléra dans les premiers jours de septembre; il guérit. Huit jours après sa femme est atteinte et succombe; dix jours plus tard c'est la fille et enfin une sœur qui tombent malades à leur tour.

Moment de la journée où le choléra débute le plus souvent. — Quant au moment d'explosion le plus habituel des accidents morbides, plusieurs rapports signalent ce fait, généralement observé dans les différentes épidémies, que, soit sous forme de cholérine, soit sous forme de choléra, le mal débute le plus fréquemment dans la nuit, dans une proportion que plusieurs des médecins dont nous avons analysé les travaux estiment aux 8/10 des cas.

Cela est-il dû, comme le pensent quelques-uns, à cette circonstance que ce sont les heures où s'accomplit la digestion intestinale du repas le plus copieux de la journée; ou cela dépend-il du non-renouvellement de l'air ou bien encore de l'immobilité du corps, circonstances qui ont pour effet de faciliter l'explosion du mal?

Mode d'évolution de la maladie chez les individus. — Les mêmes différences qu'a présentées l'*épidémie* en général dans son mode d'évolution, se développant avec lenteur et modération dans une localité, avec violence et rapidité dans une autre, se sont retrouvées, en 1854 comme précédemment, dans la *maladie* considérée chez les individus en particulier : tantôt l'explosion du choléra est brusque; tous les symptômes caractéristiques se succèdent avec rapidité et, dans l'espace de quelques heures, la maladie se termine d'une manière funeste.

C'est surtout au début et dans le fort de l'épidémie que l'on observe cette évolution rapide qui constitue les cas *foudroyants.*

Ces cas sont du reste considérés dans la plupart des rapports comme exceptionnels, et plusieurs auteurs déclarent n'en avoir jamais observé d'exemple. Beaucoup plus souvent, au contraire, l'évolution du mal est plus lente à s'accomplir et le développement des accidents les plus graves est précédé par une diarrhée de quelques heures à plusieurs jours, désignée sous le nom de diarrhée prémonitoire et que nous aimons mieux appeler *diarrhée prodromique* ou *initiale.*

Prodromes de la maladie; diarrhée initiale, prodromique. — Cette diarrhée est en effet, dans l'immense majorité des cas, le seul signe véritablement précurseur d'une explosion plus complète de la maladie.

Les borborygmes, la perte de l'appétit, un état de malaise, d'abattement et d'inquiétude, signalés par plusieurs rapporteurs, ne sont considérés par d'autres que comme les effets de la terreur qu'inspire la venue ou la simple approche d'un mal si mystérieux dans son origine et si grave dans ses conséquences.

Dans un grand nombre de cas, cette diarrhée est restée le fait unique, la seule manifestation morbide de l'influence épidémique, cédant, après un temps variable, soit à une médication opportune, soit aux simples prescriptions de l'hygiène.

Mais souvent aussi elle a persisté plus ou moins longtemps malgré tous les efforts de la médication la plus énergique, et plus souvent encore elle a été fatalement suivie de tous les autres symptômes du choléra, dont elle a ainsi constitué le phénomène initial le plus saillant et le plus général.

Sur 112 rapports qui notent spécialement la diarrhée initiale, 4 en affirment simplement l'existence ; 2 la signalent comme constante sans exception ; 2 autres la mentionnent aussi comme constante, en ajoutant quelques restrictions sur sa durée et sur sa valeur ; 2 autres énoncent qu'il n'y a pas eu de cas d'emblée, que jamais le choléra n'a été foudroyant ; 43 rapports signalent la diarrhée comme habituelle (14) ou comme à peu près constante (29) ; 17 ne notent que de rares exceptions, quelques cas peu nombreux de choléra dits foudroyants. Un autre énonce que la diarrhée prémonitoire s'est montrée dans les 9/10 des cas. Plusieurs rapports, spécifiant davantage, signalent l'un (docteur Perrochaud à Boulogne) 2 exceptions seulement sur 426 décès ; l'autre 2 exceptions douteuses sur 79 malades ; un troisième 6 cas sans prodromes sur environ 1,800 malades ; un quatrième 3 cas d'emblée sans autre détail ; un cinquième 12 cas de choléra foudroyant sur 100; deux autres ne mentionnent que 2 exceptions sans donner le chiffre proportionnel des malades.

Selon deux rapports, la diarrhée prémonitoire n'aurait existé que dans les 3/4 ou dans la moitié des cas. 9 rapports seulement signalent des exceptions un peu fréquentes : le docteur Pietra Santa en énonce 2 sur 12 ; le docteur Bouvier dit avoir observé 12 cas de choléra sans prodromes sur 45 malades. Mais rappelons que dans des communes voisines de ce même département (Haute Saône), le docteur Bertrand dit avoir observé que la diarrhée initiale était constante. Un seul rapport signale des « exceptions nombreuses » ; et un seul auteur émet l'idée que l'importance de la diarrhée préexistante a été exagérée.

En résumant en deux groupes les données qui précèdent, nous trouvons 97 rapports sur 112 qui signalent la diarrhée initiale comme constante ou comme le fait le plus général ; — 15 rapports seulement admettent des exceptions qui ne se sont d'ailleurs rencontrées nulle part en assez grand nombre pour infirmer cette proposition que, dans la très-grande majorité des cas, le choléra est précédé pendant quelques heures à plusieurs jours d'une diarrhée qui doit donner l'éveil et dont le traitement immédiat pourrait prévenir le développement des phénomènes les plus graves et réduire ainsi de beaucoup le chiffre de la mortalité.

Choléra sec. — Quant au *choléra sec*, 10 rapports seulement sur 235 signalent un ou plusieurs cas mortels dont quelques-uns d'ailleurs sont présentés comme douteux.

M. le docteur Giraud, de Draguignan, sur plus de 800 cholérines et 140 cas de choléra confirmé, n'a observé qu'un seul cas de choléra sec. Il s'agit d'un conducteur des messageries entre Draguignan et Toulon où sévissait l'épidémie, et la maladie était caractérisée par « des envies de vomir continuelles, une réfrigération complète, une sueur visqueuse généralement répandue sur le corps, le froid glacial de la langue, la cyanose et la disparition du pouls. Le malade a échappé à la mort sans que la réaction ait été franche, et sa convalescence a été interminable. »

M. le docteur Chapelet, de Neufchateau (Vosges), rapporte également un cas de choléra sec observé à Vrécourt : « tous les symptômes, dit-il, semblaient se résumer dans l'algidité et la cyanose. Le patient présentait un facies morne et silencieux, une voix éteinte, un amaigrissement général immédiat, l'œil excavé profondément, avec un léger cercle bleuâtre autour des orbites, un refroidissement glacial, l'anéantissement complet du pouls ; pas de vomissements ni d'évacuations alvines. »

Voici encore un exemple que M. le docteur Anthouard croit pouvoir donner comme un cas de choléra sec : « une femme de 40 ans, habitant le Vigan où l'épidémie ne sévissait que d'une manière isolée, fut prise au mois de septembre, sans cause appréciable, et pendant la nuit, d'un état frigorique tel que tous les moyens, tant internes qu'externes, mis en usage pour la réchauffer, furent inutiles ; cet état d'algidité, *sans autres symptômes cholériques*, se prolongea deux jours et deux nuits, après lesquels la malade expira, complétement cyanosée. Dans ses derniers moments, elle devint aphone. »

Enfin M. le docteur Gintrac a vu « des individus être pris brusquement d'un froid général, d'une anxiété épigastrique atroce, de crampes, et mourir en quelques heures. Ils n'avaient eu soit au début, soit dans le cours de la maladie, *ni vomissements ni diarrhée.* » Ces cas, dit-il, ont été surtout constatés dans les mauvais jours de l'épidémie.

Les faits précités sont-ils réellement de nature à entraîner la conviction ? — Nous inclinons à penser que plusieurs des cas présentés, dans la science, comme des exemples de chloréra sec, ne sont que des erreurs de diagnostic.

Symptômes. — Quoi qu'il en soit de ces faits exceptionnels, le dévoiement est, de tous les symptômes du choléra, le plus constant, le plus important, et, dans l'immense majorité des cas, il est le premier dans l'ordre de leur apparition ; viennent ensuite les vomissements, les crampes, la cyanose, l'affaiblissement progressif du pouls et le refroidissement des extrémités.

Tel a été le choléra dans toutes les épidémies antérieures, tel il s'est montré dans celle de 1854, ne présentant, selon les auteurs des rapports reçus par l'Académie, que quelques différences d'ensemble et de détail très-peu importantes.

Dans quelques localités il s'est présenté plus intense et plus grave que dans les épidémies antérieures. Un peu plus souvent, au contraire, il est signalé comme moins accentué qu'en 1849, moins caractéristique et moins intense que dans les autres épidémies ; ou bien il ne présentait pas le caractère foudroyant qu'il avait en 1849 et surtout en 1832 ; mais ses allures étaient plus insidieuses; et, en somme, sa gravité définitive était la même.

Comme détail, ici les déjections ont paru moins abondantes; là, les selles riziformes ont fait quelquefois défaut; ailleurs les matières alvines présentaient une odeur souvent infecte. Plusieurs auteurs ont examiné les évacuations cholériques: M. le docteur Julien, de la Haute-Saône, a trouvé les déjections alcalines, albumineuses; M. Charles Monot (du même département) a trouvé les vomissements acides, et les matières fécales alcalines. Selon M. Martin Duclaux, de la Haute Garonne, «les déjections étaient neutres aux papiers réactifs, contenant de l'albumine et donnant, par l'acide sulfurique, un précipité rose, analogue à l'acide rosacique. On y a aussi trouvé du chlorure de sodium». M. le docteur Michel de Strasbourg y a constaté, au microscope, «beaucoup de cellules épithéliales coniques plus ou moins altérées.»

Les crampes signalées par plusieurs auteurs comme très-violentes, très-douloureuses, ou plus fréquentes qu'en 1849, sont notées par d'autres comme ayant été moins communes et moins marquées que dans les épidémies précédentes. La cyanose et l'algidité, notées cà et là comme prononcées et rapides, ont paru, dans quelques localités, moins fréquentes et moins prononcées qu'aux époques antérieures. Selon quelques auteurs, les sueurs et l'haleine étaient fétides; le corps du malade exhalait une odeur infecte, une odeur de putréfaction cadavérique. Selon M. Charles Monot, les urines étaient alcalines et contenaient quelquefois de l'albumine.

La réaction, variable dans quelques localités, généralement douce et modérée dans quelques autres, a été plus souvent difficile, incomplète ou bien excessive, et fréquemment suivie d'une terminaison funeste. La forme de la réaction la plus habituelle était caractérisée par la prédominance des phénomènes typhoïdes et ces accidents étaient souvent suivis de mort.

Plus rarement la réaction affectait la forme comateuse, ou bien se caractérisait par la prédominance des phénomènes de congestions célébrale ou pulmonaire. Dans cette deuxième période les selles ont été quelquefois sanguinolentes, et, selon le docteur Michel, de Strasbourg, l'urine rendue par les malades, comme celle trouvée dans la vessie après la mort, dans le période de réaction, a toujours renfermé de l'albumine. Il en a été de même chez les individus atteints pendant la convalescence.

M. le docteur Paris, de Gray, signale parmi les phénomènes cliniquement observés, un notable développement du foie qui aurait présenté jusqu'au double et au triple de son volume naturel.

Lombrics. — Une des particularités les plus fréquemment signalées dans nos rapports, c'est la présence de vers lombrics entraînés le plus souvent par l'anus avec les selles, beaucoup plus rarement rejetés par la bouche avec les matières vomies. Sur 22 rapports qui mentionnent cette coïncidence, un seul note les lombrics comme rares et sans importance; six autres rapports mentionnent le fait simplement, sans indication de fréquence relative; 15 signalent les lombrics comme plus ou moins fréquents, plus communs que dans les autres épidémies, tellement qu'on les rencontrait « dans les deux tiers des cas », « chez presque tous les malades ou au moins chez la plupart des cholériques gravement atteints. »

La présence des lombrics n'est en effet pas rare chez les malades de la campagne. C'est ainsi qu'à Paris on l'observe souvent dans la fièvre typhoïde chez les ouvriers venus depuis peu de la province; ils n'ont d'ailleurs point paru exercer d'influence marquée sur la marche du choléra.

Maladies coexistantes, suette. — L'épidémie cholérique de 1854 est surtout remarquable par la fréquence de la suette régnant concurremment avec le choléra, dans un grand nombre de départements. Tantôt la suette, précédant l'invasion du choléra, est apparue comme le prodrome, comme « l'*avant-garde* » ou l'avant-coureur du fléau indien. Ailleurs elle l'a dévancé et accompagné en persistant encore quelque temps après lui. Dans plusieurs endroits les deux épidémies ont marché de front, la suette accompagnant le choléra dans toutes ses phases.

Le plus souvent les deux affections suivaient leur cours indépendamment l'une de l'autre. D'autres fois on les a vues se succédant chez le même individu, et, pour quelques observateurs, la préexistence de la suette semblait une prédisposition au choléra qui s'en trouvait aggravé, en ce qu'il s'implantait sur des organismes déjà éprouvés, tandis que, pour d'autres, la première de ces deux affections n'influençait pas la seconde d'une manière fâcheuse. Quelques rapporteurs même ont cru voir dans la suette un incident plutôt heureux que nuisible : selon M. le docteur Martin Duclaux, de Villefranche (Haute-Garonne), la suette miliaire pouvait être considérée comme « une protectrice puissante, une véritable vaccine qui préservait du choléra tous ceux qui l'avaient subie ; » et un autre observateur rapporte que, dans la commune de Villiers-sur-Authie, qui a été très-maltraitée par le choléra, l'épidémie cessa par suite d'améliorations apportées aux conditions hygiéniques et « sous l'influence heureuse du développement d'une suette. » Quoi qu'il en soit de l'action réciproque de ces deux maladies, la fréquence de leur apparition simultanée est un fait assez remarquable.

90 rapports signalent la coexistence de ces deux affections dans 90 localités ou groupes de communes réparties entre 21 départements : 35 fois dans la Haute-Saône ; — 12 fois dans la Haute-Marne ; — 7 fois dans l'Aube et la Meuse ; — 6 fois dans la Moselle ; — 3 fois dans la Garonne ; — 2 fois dans l'Hérault, le Jura, la Somme et l'Yonne, 1 fois dans l'Ariége, les Hautes-Alpes, les Ardennes, la Côte-d'Or, le Nord, l'Oise, le Pas-de-Calais, les Pyrénées-Orientales, le Var et les Vosges.

Cette coexistence si commune des deux affections épidémiques a fait considérer par plusieurs auteurs le choléra et la suette comme deux maladies essentiellement liées l'une à l'autre ; le docteur Racine a cru pouvoir appeler la suette « le choléra de la peau » ; et, selon le docteur Madin, « la suette qui accompagne le choléra aurait la même origine que lui, et l'on pourrait la considérer comme un choléra retourné où le *molimen*, au lieu de s'exercer sur le canal intestinal, se porterait à la peau. » Enfin pour M. le docteur Bucquoy, de Peronne, cette affection ne serait ni la suette miliaire, ni une forme particulière de choléra, mais une *crise* salutaire et une transformation heureuse de cette maladie, un *effort curateur* suscité par la nature pour débarrasser l'organisme du principe morbide qui produit l'intoxication cholérique, une suette critique en un mot.

Épiphénomènes. — Les épiphénomènes les plus ordinaires observés dans le cours de la deuxième période du choléra sont : la diphthérite buccale et pharyngienne au déclin de la maladie, les parotides, et le gonflement des glandes sous-maxillaires et des ganglions inguinaux.

Dans le canton d'Amance, 20 cas des plus graves auraient abouti, selon M. le docteur Letellier, à une heureuse terminaison par suite d'inflammations glandulaires considérables.

M. le docteur Michel, sur 361 malades atteints de choléra, a noté 5 fois la parotide, 4 fois la rétention d'urine, 2 fois la pneumonie, 1 fois la gangrène en masse de l'extrémité supérieure du vagin et de la portion saillante du col de la matrice.

Marche. — Quant à la manière dont la maladie parcourt ses phases, chez les divers individus frappés, nous avons déjà vu plus haut, en parlant de la diarrhée initiale, que le plus souvent le choléra se développe graduellement en commençant par le dévoiement qui précède d'un ou plusieurs jours la manifestation des accidents les plus graves ; mais que souvent aussi cette diarrhée, qui constitue en quelque sorte une première période, aboutit promptement au choléra confirmé, et que, dans quelques cas enfin, heureusement assez rares, le mal éclate d'une manière foudroyante, et atteint en quelques heures tout son développement.

A en juger par les différents rapports que nous avons analysés, si, dans certains endroits, l'évolution des accidents morbides a semblé moins complète que dans les autres épidémies, ailleurs le début a paru plus brusque et le cours du mal plus rapide, aboutissant tantôt à une convalescence plus courte, tantôt à une sidération promptement funeste.

Dans quelques localités à influences palustres (comme dans l'île d'Oléron), la maladie a présenté dans son cours quelques phénomènes de périodicité, de telle sorte que son caractère la rapprochait des accès de fièvre pernicieuse.

En quelques endroits le choléra-morbus a coexisté avec la fièvre paludéenne ; ailleurs on a cru voir un antagonisme entre le choléra, les fièvres intermittentes et les autres épidémies.

Durée. — La durée de la maladie a été, comme dans toutes les épidémies antérieures, infiniment variable. Dans les cas graves, terminés par la mort, surtout au début et dans la période croissante de l'épidémie, au rapport de plusieurs observateurs, il s'écoulait quelquefois à peine un espace de 6 à 8 heures entre le début et la terminaison funeste. Selon le docteur Jacquez, le choléra dans sa forme grave a eu dans l'arrondissement de Lure, une durée moyenne de 12 heures ; et la mort est survenue généralement plus vite chez les enfants et les vieillards. Plus souvent cependant les malades n'étaient emportés qu'au bout de 24, 36 et 48 heures.

Dans toutes ces morts promptes, la vie s'éteignait pendant la période algide. Quand, au contraire, la réaction avait été obtenue, la mort n'avait lieu qu'au bout de plusieurs jours dans l'état comateux, et même au bout d'un terme plus long, dans l'état typhoïde.

Chez les malades guéris, le retour à la santé était quelquefois accompli en 48 heures, dans les cas légers, en 3 ou 4 jours pour les cas moyens, quand la réaction obtenue vite, restait douce et modérée; dans le cas, au contraire, de réaction incomplète, ou excessive, le rétablissement se faisait souvent attendre un ou deux septénaires.

Convalescence. — Dans presque tous ces cas, et chez plusieurs malades, quelle qu'ait été d'ailleurs la durée du choléra, la convalescence était longue, pénible, troublée par des douleurs de forme rhumatismale, et chez bon nombre d'entre eux un état de débilité plus ou moins marquée persistait longtemps après la maladie.

Que de malades en effet nous avons vus après les grandes épidémies, qui faisaient remonter l'altération de leur santé au choléra dont elles avaient été atteintes plusieurs années auparavant.

Rechutes. — Les *rechutes* ne sont pas rares dans la convalescence du choléra, et plusieurs rapports les signalent comme fréquentes, survenant sous l'influence surtout des écarts de régime et presque toujours funestes. Le choléra s'éloigne sous ce rapport des fièvre éruptives graves qui ne présentent à peu près jamais une nouvelle poussée après une première explosion de variole, de rougeole ou de scarlatine; et il se rapproche davantage de la fièvre typhoïde qui présente quelquefois une recrudescence constatable anatomiquement, par la présence, dans l'intestin grêle, de plaques saillantes en partie gangrenées, à côté d'autres plaques ulcérées et déjà en voie de cicatrisation.

Récidives. — Contrairement aussi à ces maladies de nos pays qui ne frappent qu'exceptionnellement deux fois le même individu, une première atteinte de choléra ne préserve pas d'une *récidive* après complet rétablissement dans le cours de la même épidémie, ni d'une deuxième atteinte dans une épidémie subséquente. Plusieurs rapports mentionnent ces récidives.

« Nous avons vu, dit le docteur Guillemin, de Briey, dans le délai de trois semaines, un individu atteint trois fois par le choléra, guérir les deux premières fois et succomber à la troisième. » « Un autre individu a été atteint deux fois par la maladie et s'est rétabli parfaitement. » « Nous n'avons pas appris, ajoute le docteur Guillemin, qu'aucun des individus atteints en 1849 ait été frappé en 1854 ; » et le docteur Jeannin dit aussi que dans la commune de Champvans, qui a fourni 162 cas de choléra, dont 80 mortels, aucun des individus atteints dans les épidémies antérieures n'a été frappé de nouveau.

Mais les faits inverses ne manquent pas : M. le docteur Millot, du Cateau, cite deux individus pris du choléra en 1854 qui avaient déjà été gravement atteints en 1849. M. le docteur Boursier, de Creil, mentionne trois malades qui ont eu le choléra dans ces deux épidémies et un quatrième qui a été atteint en 1832, 49 et 54. Enfin le docteur Chevance cite une personne qui a guéri en 1832 et en 1849 d'un choléra cyanique grave et qui a succombé en 1854 à une nouvelle atteinte.

Effets immédiats, fâcheux, heureux. — Outre les désastreux effets que le choléra produit chez les personnes qui en subissent l'atteinte, outre les nombreux individus dont il tranche la vie, ou dont il altère pour longtemps la santé, ce mal a encore d'autres fâcheuses conséquences : ainsi il prédispose à l'avortement et tue l'enfant dans le sein de la mère. Selon le docteur Jobert, de Guyonvelle, l'avortement aurait toujours lieu à partir du 7e mois de la grossesse (proposition trop absolue) ; et de deux femmes accouchées par lui et dont une seule a survécu, les enfants étaient morts, depuis peu de temps, et paraissaient « évidemment cyanosés. »

Le docteur Passerini (de la Meuse) cite également une femme atteinte de choléra et qui accouche, à 8 mois, d'un enfant mort-né ; et, au rapport du docteur Rotureau, il y aurait eu accouchement avant terme de toutes les femmes enceintes prises du choléra et même d'une cholérine intense, et toujours le résultat aurait été un fœtus privé de vie. Enfin les opérations césariennes, quoique pratiquées immédiatement après le décès de la mère, n'ont généralement amené que des enfants déjà morts.

A côté de ces tristes conséquences on peut citer quelques cas exceptionnels où le choléra-morbus a été suivi d'un effet salutaire. C'est ainsi que, par suite de grandes évacuations séro-alvines, on a vu des hydropisies du ventre disparaître promptement.

Influence du choléra sur les autres maladies. — Quant à l'influence que le choléra-morbus a pu exercer sur les autres maladies et réciproquement, selon le docteur Demaiche, de la Haute-Saône, l'épidémie n'aurait eu aucune influence appréciable sur les affections habituelles, et réciproquement celles-ci n'en auraient exercé aucune sur le choléra.

Il est d'observation cependant que, lorsque le choléra règne dans une localité, il n'est pas rare de voir diminuer d'autres maladies. Selon le docteur Metzger, de Montbason, on n'aurait pas observé de maladies sporadiques pendant l'épidémie. Dans la Haute-Saône la fièvre typhoïde a été plus rare qu'en temps ordinaire. A Épernon, dit encore le docteur Durand, de Chartres, il y avait beaucoup de varioles *avant* l'apparition du choléra; *pendant* l'épidémie cholérique la petite vérole a entièrement disparu, pour revenir de nouveau *après* la cessation du choléra.

Une maladie cependant a fait exception à cette règle; c'est la suette miliaire, dont nous avons signalé, plus haut, la fréquente coïncidence avec le choléra-morbus dans l'épidémie de 1854.

Phénomènes cadavériques; — altérations anatomiques. — Dans les diverses épidémies dont nous avons été témoin, on a noté quelques particularités dignes de mention observées sur les cadavres des cholériques.

Tel sonts la promptitude de la rigidité cadavérique et certains mouvements qui se produisent après la mort.

M. le docteur Racine, de la Haute-Saône, signale que, «surq uelques cadavres d'individus morts dans la période algide, on a vu des corps se réchauffer et des mouvements spontanés avoir lieu dans les membres inférieurs.»

Les rapports envoyés à l'Académie ne fournissent que peu de renseignements sur les *altérations anatomiques* trouvées après la mort; et cela se comprend: les autopsies sont absolument impraticables dans les petites localités; et, dans les lieux où l'existence d'un hôpital rendait ces recherches possibles, il arrivait souvent que les soins à donner aux malades absorbaient tous les instants des médecins et ne leur laissaient plus le temps de faire des études sur le cadavre.

Nous rencontrons cependant çà et là quelques indications sommaires que nous consignons ici brièvement:

Dans quelques nécropsies faites à Brest, on a trouvé, en général, les caractères anatomo-pathologiques habituels, notamment la congestion des viscères. — Au rapport du docteur Daniel, « *la rate était plutôt exsangue*, rapetissée. » — Deux autopsies ont été faites à l'hôpital d'Alais : « les cadavres présentaient une roideur très-prononcée; la peau était foncée, de couleur bleuâtre, les yeux cernés, profondément excavés, l'amaigrissement considérable. L'estomac contenait un liquide blanchâtre, riziforme ; un pareil liquide, ayant une teinte rosée, se trouvait aussi dans les intestins, surtout dans le côlon. Dans toute l'étendue du tube digestif on voyait de petits corps blanchâtres, durs, du volume d'une grosse tête d'épingle. Toute la membrane muqueuse en était comme semée. La vessie était vide et rétractée; la rate était ramollie comme dans la fièvre typhoïde; le cœur contracté contenait du sang poisseux; les poumons étaient flasques, gorgés de sang. »

D'après M. le docteur Michel, « chez les individus morts dans la période algide, les globules sanguins, vus au microscope, avaient une couleur plus foncée, sensiblement identique dans le sang veineux et le sang artériel. C'est à cette altération que l'on doit rattacher ces colorations violacées, de différents tissus et de certaines régions, extrémités digitales, orbite, verge, oreilles, lèvres, arborisations intestinales, congestions pulmonaires, rénale, cérébrale. »

L'*état poisseux* du sang, ajoute M. Michel, est dû à la diminution du sérum et à l'adhérence plus grande des globules sanguins entre eux (1). « Les *globules blancs du sang* nous ont paru quatre fois plus nombreux qu'à l'état normal. »

ÉTIOLOGIE.

Influences météorologiques. — *Saisons les plus chargées.* — Après avoir étudié le choléra dans ses manifestations directes, si nous passons à l'étude des conditions dans lesquelles l'épidémie est apparue, et des circonstances locales ou individuelles qui auraient pu favoriser le développement de la maladie, nous voyons d'abord, au point de vue des *saisons*, que, dans presque tous les départements, c'est durant les mois de juin, juillet, août et septembre que le fléau a sévi avec le plus de violence, et c'est dans le mois d'août que la mortalité a le plus généralement atteint le chiffre le plus élevé.

(1) On a pu s'assurer de cet état de cohésion en faisant arriver, sous la plaque du microscope, un courant de sérum ; sous cette influence, leur séparation n'était pas immédiate ; on voyait, avant cela, les globules s'allonger en ligne, s'étirer en fuseaux, etc.

Par contre la maladie a généralement perdu de son intensité en automne, et, dans plusieurs endroits, elle a complétement disparu à l'approche de l'hiver.

Température. — Dans ce fait, conforme d'ailleurs à ce que l'on a observé dans tous les pays et dans toutes les épidémies antérieures, il est impossible de ne pas voir que la *saison chaude* et l'*élévation de la température habituelle* sont des conditions qui favorisent le développement du choléra, et la multiplication de ses atteintes.

Cette influence des chaleurs de la saison d'été s'est aussi montrée nombre de fois dans les *élévations accidentelles de la température.*

Pression atmosphérique. — Quelques observations barométriques faites çà et là ne permettent de tirer aucune déduction de quelque valeur sur l'influence de la *pression atmosphérique* dans la production de l'épidémie.

Dans l'arrondissement de Creil, le baromètre descendit à 746^{mm} le jour de l'invasion du choléra, mais ensuite la plus grande proportion des cas correspond à la plus grande élévation du baromètre.

Hygrométrie. — Relativement à l'état de sécheresse et d'humidité de l'air, M. le docteur Bocamy, qui a étudié avec soin ces conditions atmosphériques, n'est arrivé qu'à des résultats contradictoires ; on peut, tout au plus, conclure avec l'auteur que l'état hygrométrique de l'atmosphère a une influence bien secondaire sur la production du choléra, et que l'humidité de l'air, considérée par quelques auteurs comme condition étiologique, se borne à provoquer dans l'organisme des modifications qui amènent un état d'atonie qui peut rendre les individus plus accessibles à l'influence cholérique.

Électricité. — Quelques auteurs croient devoir faire intervenir l'*électricité* parmi les conditions météorologiques qui ont influé sur la production de l'épidémie. « Je crois être dans le vrai, dit le docteur Boursier, de Creil, en attribuant à l'électricité la perturbation générale de la santé en 1854, chez l'homme et chez les végétaux ; » mais il n'en donne aucune preuve, et il ajoute lui-même un peu plus loin, que pour la détermination de la cause spéciale du choléra, on ne trouve qu'une accumulation de circonstances que l'on cherche vainement à considérer comme étiologiques.

Pourquoi, en effet, telle commune a-t-elle eu beaucoup de malades, tandis que la voisine n'en a pas eu, quoique placée dans des circonstances identiques?

Perturbations atmosphériques. — Il n'en est peut-être pas de même des grandes et subites *perturbations atmosphériques :* les *orages* sont plusieurs fois notés comme ayant été suivis d'une recrudescence de l'épidémie, caractérisée soit par un brusque accroissement du nombre des atteintes, soit par une aggravation notable de la maladie.

Ainsi à Bordeaux le choléra, se manifestant au commencement d'août, n'avait encore fait que 21 victimes à la fin de ce mois, et l'épidémie, qui marchait irrégulièrement jusqu'au 8 octobre, prit alors des proportions effrayantes après une chaleur excessive et un violent orage.

Ainsi encore, à Chaumont (Haute-Marne), le 14 juillet, après un orage, le nombre des malades qui n'était, par jour, que de 6 à 8, fut, en quelques heures, porté à environ 50, qui, presque tous, périrent partie dans les 24 heures, partie les jours suivants.

Ozone. — Quant à l'influence possible de l'*ozone*, il en est peu question dans les rapports concernant l'épidémie de 1854. M. le docteur Poulet, de la Haute-Saône, qui a fait quelques recherches sur ce sujet, regarde comme peu fondée la prétendue influence de la diminution de l'ozone sur le développement du choléra. Il résulte en effet des observations de ce médecin que la diminution de l'ozone pendant l'été et son existence en plus grande quantité pendant l'hiver, est un fait habituel. Et, « si l'ozone, dit-il, diminue ou disparaît, comme on l'a avancé, pendant le règne du choléra, comment expliquer l'apparition si brusque et si grave du fléau à Toulouse et à Bordeaux, immédiatement après de violents orages, qui ont pour résultat, comme on le sait, d'accumuler l'ozone au sein de l'atmosphère par l'action de l'étincelle électrique? »

Vents. — L'étude des *vents* au point de vue de leur influence sur le choléra dans les diverses localités envahies ne conduit à aucune déduction générale de quelque valeur.

Dans les 65 rapports qui font mention des mouvements de l'atmosphère, on voit mentionner comme prédominants tous les vents de la rose géographique : le nord, le nord-est, l'est, le sud-est, le sud, le sud-ouest, l'ouest et le nord-ouest. Souvent aussi les vents sont signalés comme variables ou comme ayant soufflé successivement dans des directions différentes et même quelquefois diamétralement opposées.

En partageant en 4 groupes principaux les vents qui ont prédominé pendant l'épidémie, on trouve que les vents du nord et du nord-est ont soufflé 29 fois, les vents du sud et du sud-ouest ont soufflé 17 fois, ceux de l'est et du sud-est ont soufflé 11 fois ceux de l'ouest et du nord-ouest ont soufflé 11 fois aussi.

Le plus souvent les rapports ne s'expriment pas sur l'influence que les vents auraient pu exercer, ou signalent des faits contradictoires; quelques-uns seulement semblent attribuer une action de cause à effet aux mouvements de l'atmosphère :

Selon M. le docteur de Villan, d'Embrun, les lieux exposés au vent du nord-est ont été les plus atteints;

Suivant M. Jacquinot, de Jussey, l'épidémie se serait aggravée sous l'influence des vents du nord-ouest, du sud et du sud-ouest;

Au rapport de M. Magitot, de Combeaufontaine, il y aurait eu également aggravation sous l'influence des vents du sud-ouest;

Selon M. Vaillandet, de Gray, le passage du vent du nord au sud aurait eu une influence défavorable;

Pour M. le docteur de Courcelles, de Sens, au contraire, il y aurait eu amélioration sous l'influence du vent du sud;

Et suivant M. Vergne, à Chaumont, les vents du nord et du nord-est faisaient diminuer l'épidémie;

Selon M. le docteur Colson, dans l'arrondissement de Commercy, « l'épidémie s'est *lancée* sous l'influence simultanée d'un ciel nuageux et des vents d'ouest (qui sont d'ailleurs ceux qui règnent le plus habituellement dans le pays), et elle s'est arrêtée brusquement dès que le ciel est resté pur, dès que le vent d'est a donné, et que ces deux phénomènes météorologiques ont persisté. »

Mais si les vents n'ont pas semblé avoir d'influence sur la venue du choléra dans une contrée, ou sur sa disparition, ils ont paru dans plusieurs endroits avoir une influence réelle sur la propagation du mal à de courtes distances; et, dans ces conditions, les *courants d'air* ont maintes fois été considérés comme un agent de l'extension du fléau.

C'est là un fait qu'on a surtout pu bien observer dans les villages : « Ayant vu, en 1849, dit le docteur Léger (Villersexel et Saint-Loup), une rue toute seule infectée sous le vent d'un cimetière où une cholérique apportée de 15 kilomètres avait été enterrée et cette seuler ue participer à l'épidémie avec les quelques maisons isolées sous le vent au-dessous d'elle, je recherchai des faits pareils (en 1854) et je retrouvai les mêmes conditions. A Villersexel, dans la cour dite du Parlement restée indemne, lorsqu'un cas s'y déclara, je désignai à l'avance les maisons qui allaient être frappées : c'étaient celles *sous le vent* de l'endroit où l'on jetait les déjections du malade; ma précision se justifia de point en point. »

Au rapport du docteur Battandier, de la Charente-Inférieure (commune de Marennes), « pendant tout le temps qu'a duré l'épidémie à Marennes, elle régnait avec intensité à l'île d'Oléron située au nord-ouest de Marennes; et *chaque fois que ce vent régnait, il y avait dans les villages atteints une recrudescence très-marquée;* ce vent semblait nous apporter les émanations pestilentielles de l'île d'Oléron. »

En résumé, de toutes les conditions atmosphériques, c'est l'élévation de la température qui paraît avoir eu le plus d'influence sur le développement et la multiplication du choléra. Mais cette influence n'est pas constante et absolue; et le docteur Guillemin, de Briey, rappelle que si le choléra s'est développé avec intensité, par une chaleur de 30 degrés centigrades (le 26 juillet), l'épidémie a persisté, quoique la température se fût abaissée à 14 degrés en août, et à 10 degrés en septembre, et n'a commencé à décroître que vers la fin de ce mois.

Concours de circonstances atmosphériques et climatologiques. — Si aucune condition météorologique considérée isolément ne peut rendre compte du développement du choléra, trouverait-on, dans un *concours de circonstances* fâcheuses, quelques éléments de solution de cet important problème ?

Après avoir rappelé l'origine du choléra dans l'Inde, M. le docteur Henry, de la Haute-Saône, se demande si les modifications nombreuses survenues dans les conditions atmosphériques et climatologiques de l'Europe, modifications manifestées, par exemple, par les maladies des végétaux, ne doivent pas être prises en considération pour expliquer la facilité avec laquelle les miasmes indiens ont pu se développer et se multiplier en France. Enfin l'invasion étendue que le pays a subie aurait été occasionnée « par l'état de débilité des fluides de l'économie animale, résultat des produits du sol qui donnent la plupart des signes non équivoques de maladie, et qui fournissent à l'homme une réparation insuffisante. »

Fuite des hirondelles. — Devons-nous mentionner ici la prétendue *émigration des hirondelles* loin des lieux contaminés ? Le fait avancé par M. Dausse, ingénieur des ponts et chaussées à Grenoble, et communiqué à l'Académie des sciences par M. Élie de Baumont, est nié, par M. Imbert Gourbeyre, de Clermont-Ferrand, et traité de fable par M. le docteur Madin, de Verdun. Le docteur Bocamy dit aussi ne l'avoir pas constaté dans les localités des Basses-Pyrénées ravagées par le fléau. Cependant cette émigration des hirondelles et autres oiseaux est affirmée par plusieurs médecins : M. le docteur Jobert, de Guyonvelle, en a fait le sujet d'un rapport spécial et se demande si cette fuite ne serait pas due à la présence momentanée, dans l'air, d'insectes nuisibles à ces oiseaux.

M. le docteur Heulard, d'Arcy, dit de son côté que dans les trois épidémies (1832-49 et 54) on a vu les oiseaux fuir les lieux infectés. « Cette fuite des oiseaux, ajoute-t-il, a été observée par tout le monde dans notre pays ; leur absence pendant l'épidémie ajoutait encore à la tristesse générale. »

Influences géologiques, telluriques. — *Position géographique.* — En nous reportant à ce que nous avons dit plus haut des régions envahies, nous voyons les contrées les plus diverses au point de vue de leur *position géographique* frappées tour à tour, depuis les montagnes du nord-est de Vosges et les gradins des monts du Jura et des Alpes, jusqu'aux plateaux inférieurs et aux vallées qui aboutissent à la mer au nord, à l'ouest et au sud de la France, depuis les sommets des Pyrénées dans les départements de l'Ariége, de la Haute-Garonne, de l'Aude, de l'Hérault et des Pyrénées-Orientales, jusqu'aux pentes qui se baignent dans le golfe du Lion ; et, fait remarquable, ce sont quelques groupes de départements les plus élevés par leur situation géographique qui sont (avec Paris) les plus éprouvés, notamment la Haute-Saône, la Haute-Marne, dans le nord-est ; les Hautes- et Basses-Alpes dans le sud-est ; l'Ariége, l'Aude et les Pyrénées-Orientales dans le Midi, et l'île de Corse dans la Méditerranée.

Constitution géologique du sol. — Le choléra de 1854 s'est montré dans les contrées de *constitutions géologiques* les plus diverses, de formation primitive, secondaire et de formation récente; simple ou de composition variée ; sur le flanc des montagnes et dans les vallées, sur les plateaux et dans les bas-fonds, sur des terrains secs et humides, sans rivières ou arrosés de nombreux cours d'eau, nus ou boisés, incultes ou cultivés. Les rapports particuliers signalent souvent (12 fois) des terrains bas, humides et marécageux ; mais souvent aussi les lieux envahis sont constitués par un sol granitique (5) ; calcaire sec, sablonneux ; ou couvert d'alluvion et arrosé de cours d'eau (13) ; ailleurs c'est un terrain jurassique (7) ; marneux (2) ; liaso-keupérien (1). Ici le sol est constitué par le lias (2), le grès des Vosges (1) ; là ce sont des terrains siliceux (1), argileux (1), carbonifères (2) ; ailleurs encore ce sont des régions sablonneuses (2), formées de galets et de quartz (1), riches en minerai de fer ; fréquemment ce sont des terrains d'alluvion (6) ; souvent encore c'est un sol de constitution variée (6), où se combinent en proportion diverse le calcaire et l'argile, la marne et le grès, l'argile, le sable et les alluvions.

M. le docteur Nève donne des détails intéressants sur la constitution géologique du sol des localités envahies dans l'arrondissement de Bar-le-Duc.

« Le sol de l'arrondissement, dit-il, appartient principalement à la formation jurassique : sur les 128 communes de l'arrondissement, 70 reposent sur le calcaire portlandien ; 23 sur un terrain calcaire marneux ; 15 sur une couche de gault ; 15 sur une couche du terrain néocomien, 4 sur un terrain d'alluvion et 1 sur une couche de gneiss. Le choléra a sévi à peu près également sur tous ces terrains ; ainsi il s'est montré dans 55 communes sur les 70 qui sont situées sur le terrain portlandien ; dans 12 sur 15 communes qui sont situées sur le terrain néocomien ; dans 10 sur 15 communes qui sont placées sur le gault ; dans 14 sur 23 qui reposent sur le terrain marneux ; dans 4 communes sur 4 qui reposent sur le terrain d'alluvion ; dans plusieurs localités, les différentes parties ont été inégalement éprouvées par la maladie. »

A Épinal le choléra s'est développé sur les terrains calcaires, et la partie située sur le grès vosgien est restée indemne.

Dans l'arrondissement de Calvi, sur un sol granitique, la partie basse a été surtout atteinte. A Limoges, les quartiers situés sur la pente inférieure au bord de l'eau ont été seuls envahis. Dans l'arrondissement de Semur, l'épidémie a frappé surtout les terrains d'alluvion bas et humides.

Dans plusieurs communes de la Haute-Saône, les pays situés sur les rivières au milieu des marécages ont le plus souffert ; et, dans le canton de Jussey, les communes atteintes sont pour la plupart marécageuses et basses, et les communes situées dans des positions opposées ont été généralement exemptes.

Mais il y a aussi de nombreux faits contradictoires (8). Et dans l'arrondissement de Montargis, il est dit que le choléra-morbus a envahi les communes du nord-ouest situées sur un sol calcaire formant un pays plat, tandis que les pays bas et marécageux de Varennes ont joui d'une immunité complète.

Topographie. — M. le docteur Jacquez, de Lure, résumant les données fournies par les commissions cantonales d'hygiène de l'arrondissement de Lure sur l'ensemble des conditions que nous venons d'étudier, s'exprime de la sorte : « La *topogravhie* faite en général avec soin dans les travaux parvenus au Conseil n'apprend rien (de précis) sur l'influence que les conditions locales ont pu avoir dans la marche de l'épidémie. On voit que les localités atteintes se trouvent dans des conditions topographiques bien différentes, et souvent opposées : les unes sont *sèches et élevées* comme Saulx, Montdoré, Grange-le-Bourg, Dampierre-les-Conflans, Hautevelle ; les autres occupent des *bas-fonds*, des *gorges étroites*, ou des plaines humides, comme Mignavillers, Anjeux, Brotte, Meurcourt, Mailleroncourt, Charette, La Chapelle, Saint-Loup et Corbenay.

Le voisinage des forêts, des rivières, des étangs, n'a pas influé davantage : des communes qui avaient ce voisinage, d'autres qui ne l'avaient pas, ont été également atteintes ; tandis que bien d'autres, qui se trouvaient dans les mêmes conditions que celles-ci, ont été respectées.

Tous les nombreux terrains qui forment la surface de l'arrondissement, depuis les granits et les porphyres de la montagne, jusqu'aux terrains modernes des plaines de Lure et de Saint-Loup, ont reçu la visite du choléra ; dans tous aussi on trouve des localités qui ont été préservées. *Tandis que le fléau allait chercher* 25 *à* 30 *victimes au fond des galeries souterraines des houillères de Champagney, il respectait entièrement l'établissement des Salines et houillères de Gouhenans, qui était entouré de foyers épidémiques.*

« Il faut reconnaître, cependant, que la partie montagneuse qui forme à peu près le tiers de la superficie de l'arrondissement, et qui est loin d'en être la plus saine, a été très-peu endommagée par l'épidémie. A-t-elle dû cette immunité à son *sol primitif*, à ses forêts plus nombreuses, à ses eaux vives et pures ; à son éloignement des premiers foyers épidémiques, ou bien, enfin, à la disposition des habitations qui y sont beaucoup plus disséminées que dans le reste de l'arrondissement ? C'est ce que le Conseil ne croit pas pouvoir décider. »

Altitude. — En considérant spécialement l'*altitude* comparative des localités envahies, nous voyons le choléra visiter les hauteurs les plus variées, depuis le niveau de la mer au Havre, à Marseille et à l'île d'Oléron, jusqu'à 130 mètres d'altitude à Vitry (Meurthe) et 250 mètres et plus à Dijon ; depuis Poligny situé à 360 mètres, Commercy à 448, Langres à 475, Clamecy à 500, Saint-Étienne à 540, et Embrun à 800 et 1,100 mètres, jusqu'à Saint-Véran (arrondissement de Briançon) situé à 2,000 mètres et la région habitée la plus élevée de la France.

Ainsi les pays de montagne ont été frappés comme les plaines, et les points les plus élevés de l'Empire n'ont pas été préservés des atteintes du fléau.

Mais s'il n'existe pas de région ni d'altitude absolument à l'abri du choléra, il est vrai cependant que les vallées sont plus favorables à son développement et à sa propagation, tandis que les montagnes lui sont réfractaires ; et que, toutes choses égales d'ailleurs, les lieux élevés offrent comparativement plus de sécurité. « Nous avons vu, dit le docteur Germain, de Poligny, une foule d'habitants de la plaine se rendre, des rives du Doubs et de la Saône, dans les régions des sapins, sur les plateaux du Jura, élevés de 800 à 900 mètres au-dessus de la Méditerranée. Leur prévision n'a point été trompée : ces hauts gradins de l'amphithéâtre de nos monts eurent le privilége de n'avoir point été visités par cette maladie qui affligeait cruellement la première vallée, située à 600 mètres de hauteur, formée par des dépôts de marnes oxfordiennes et d'alluvion récente que les rivières sans encaissement submergent après les grandes pluies. Ce seul fait, ajoute le docteur Germain, témoigne que le miasme cholérique acquiert (aisément) une grande puissance d'activité dans les dépressions du sol d'alluvion, foyer constant d'exhalations humatiles et d'hygrométricité, tandis qu'il se dissémine et perd de sa force léthifère, lorsqu'il arrive sur un sol aride balayé par les vents, sous l'action d'un air raréfié et plus frais, condition la plus essentielle de cette préservation. »

Il est à remarquer aussi que dans une même contrée, comme dans une même ville, les parties les plus élevées sont *en général* moins maltraitées que les parties basses : ce fait est souvent mentionné dans les documents relatifs à l'épidémie de 1854.

C'est ainsi que, dans le département de la Loire, Saint-Étienne, situé à plus de 540 mètres d'altitude, a été sensiblement moins maltraité que Rive-de-Gier, dont la hauteur n'est que de 250 mètres au-dessus du niveau de la mer.

Dans l'arrondissement de Dijon (Côde-d'Or) au-dessous de 250 mètres la mortalité a dépassé 4 0/0 de la population, tandis que au-dessus de 250 mètres cette proportion n'est plus que de 2 1/4 pour cent.

Dans lc canton de Saint-Amance (Haute-Saône) on voit surtout les parties basses des villages ravagées. A Boulogne enfin c'est le bas Boulonnais qui est le plus maltraité par l'épidémie.

Cependant cela n'a rien de constant et les documents que nous avons analysés fournissent nombre de faits contradictoires.

Dans beaucoup d'endroits le mal atteint indistinctement des points de hauteurs variées ; ainsi, dans la commune d'Acheux, les coteaux et le bas-fond sont également envahis.

Nous avons vu, dit le docteur Foucart, des villages situés sur des collines élevées, d'autres dans de profondes vallées, les uns situés sur des cours d'eau et inondés de sources, les autres sur des localités presque privées d'eau, être ravagés de la même manière par l'épidémie.

Il y a plus ; c'est que, dans plusieurs endroits, ce sont les lieux les plus élevés qui ont été le plus frappés : ainsi on voit, dans la Haute-Saône, le choléra envahir la commune de Saulx qui domine toutes les vallées voisines ;

Dans l'arrondissement de Commercy c'est à un maximum de 448 mètres que le mal a le plus sévi ;

Dans celui de Briey, le village d'Aubué, qui est l'entonnoir de tout le canton, ne présente que 10 cas de choléra, tandis que les villages d'Aviel et Saint-Privat, tous deux fort élevés au-dessus des communes épargnées, sont décimés par le choléra ;

Dans le canton de la Ferté-sur-Amance (Haute-Marne), les villages placés sur les hauteurs ont été les premiers pris et les plus maltraités ;

Dans celui de Limoux (Aude), les communes situées à plus de 150 mètres de hauteur ont plus souffert que celles de la plaine ;

A Embrun, dans les Hautes-Alpes, ce sont les lieux les plus élevés qui ont été les plus atteints ;

A Vannes, dans le Morbihan, c'est aussi un des quartiers les plus élevés qui a compté le plus de victimes, et à Sens, sur un coteau, ce sont les maisons situées le plus haut qui ont payé le plus large tribut à la maladie.

C'est que la question est complexe : que l'altitude relative d'une localité ou d'une partie de ville ne peut être considérée isolément ; et qu'il est d'autres circonstances accessoires et souvent plus importantes qui en font varier les résultats : ainsi, que la région inférieure soit occupée par les habitations les plus saines et les plus spacieuses tandis que les masures seront reléguées et accumulées sur le haut d'une colline, c'est en haut que le mal trouvera les conditions les plus favorables à sa multiplication. Inversement, si c'est au haut de la colline qu'on trouve l'espace et le confortable des habitations, tandis que le fond de la vallée manque d'air ou avoisine un cours d'eau insalubre, c'est dans ces régions inférieures que la maladie fera le plus de ravages.

Hygiène des localités. — L'influence prépondérante des *conditions hygiéniques du sol* et *des habitations* ressort en effet avec évidence de l'analyse de nos documents : sur 108 localités où ces conditions ont été mentionnées, elles sont souvent (6 fois) notées comme médiocres ; et dans la grande majorité des cas (58 fois) elles sont signalées comme mauvaises et insalubres; cinq fois on mentionne spécialement le voisinage de ruisseaux fangeux ou autres foyers miasmatiques.

Dans un même canton, le mal atteignait de préférence les localités pauvres, et dans une même localité il sévissait avec plus de violence sur les quartiers misérables (à Bordeaux, au Havre), sur les rues les plus malsaines, sur les habitations les plus insalubres.

Mais cette règle n'était pas non plus sans exception : nombre de rapports fournissent des faits contradictoires, et 10 fois les conditions hygiéniques locales sont notées comme satisfaisantes (4), bonnes (5) et même excellentes (1).

Plusieurs localités plus ou moins atteintes n'étaient pas plus mauvaises que d'autres peu éloignées et respectées par l'épidémie; dans bon nombre d'endroits le fléau frappait également les bonnes comme les mauvaises parties.

Il ne manque même pas d'exemples où les villages les mieux situés, les quartiers les plus salubres, les mieux aérés, ont été plus particulièrement maltraités. Ainsi, dans l'arrondissement de Carpentras, Valleron, village bien percé et aéré, bâti sur un petit tertre au milieu d'une plaine riante et fertile, et peuplé d'habitants en général très-aisés, a eu jusqu'à 12 décès par jour, avec une population réduite par l'émigration à moins de 1,000 âmes. A Flayosc, arrondissement de Draguignan, « les quartiers propres, aérés, ont été décimés; les 6/7 des malades sont morts dans la plus belle et la plus riche partie de la ville. »

Par contre, plusieurs rapports signalent des pays malsains plus ou moins préservés. Et le docteur Heulard, d'Arcy, cite plusieurs localités marécageuses complétement épargnées du choléra, quoique proches d'autres localités où l'épidémie sévissait avec violence.

Hygiène des habitants. — Il en est de même des *conditions hygiéniques individuelles :* dans la grande majorité des cas, elles étaient médiocres (5 fois) ou mauvaises (72 fois). Beaucoup de rapports mentionnent comme particulièrement frappées les classes malheureuses, indigentes, nécessiteuses, et signalent, comme cause adjuvante de la maladie sous forme épidémique, la pauvreté, la misère qui impliquent à la fois le manque d'air et l'encombrement, l'insuffisance de vêtements et de chaleur, les fatigues du travail et la mauvaise qualité de la nourriture, la privation de soins efficaces, et l'appel tardif des secours de l'art.

Cette influence de la misère est telle que, dans certains endroits, où les conditions de localité étaient d'ailleurs bonnes, le mal atteignait plus spécialement ou presque exclusivement les individus placés dans de mauvaises conditions individuelles. Cependant ici encore il ne manque pas de faits contradictoires qui prouvent qu'il n'y a rien d'absolu dans l'influence d'une mauvaise hygiène. De même qu'aucune sorte de localité n'est restée indemme, de même aucune classe d'individus dans l'ordre social n'a été respectée par l'épidémie.

Dans un cinquième des cas, les conditions individuelles étaient généralement satisfaisantes, quelquefois parfaites; souvent même elles ne laissaient rien à désirer sous le double rapport de l'hygiène locale et individuelle : dans un certain nombre d'endroits le mal frappait indistinctement les riches et les pauvres, et, dans plus d'une localité même, ce sont les riches qui ont fourni les cas les plus nombreux. Ainsi, « dans la commune d'Aubepierre, dit le docteur Niobey, les habitants riches ou aisés, presque tous cultivateurs, ont payé le plus large tribut à l'épidémie. La classe inférieure au contraire la moins soigneuse, quant à l'hygiène, la plus exposée en raison de l'encombrement et de l'insalubrité du quartier où elle demeure, s'est vue cernée complétement par le fléau, sans en subir les atteintes. »

« Dans plusieurs localités, dit, de son côté, le docteur Jobert, de Guyonvelle, la maladie a respecté ces foyers déjà si malheureux où règne la plus affreuse misère, pour venir s'implanter au sein de l'abondance même. »

« Toutes les classes, au rapport de M. le docteur Claude (des Vosges), ont payé à peu près un égal tribut à l'épidémie, excepté à Vittel, où la classe aisée principalement a été plus maltraitée, et la classe malheureuse épargnée ; » et il en donne pour preuve que « sur 60 indigents venant mendier aux portes à jour fixe, il n'en manquait que deux à l'appel. »

Enfin, d'après la relation de M. le docteur Chevance (de la Haute-Marne), tels villages qui sont dans les meilleures conditions de site, d'exposition, de bien-être, ont été plus que décimés ; et d'autres, où les habitans manquent des premières choses de la vie, qui végètent dans la misère et les souffrances de toute sorte, n'ont eu relativement que peu de victimes.

Autres conditions diverses pouvant être considérées comme causes adjuvantes ou déterminantes. — Outre les conditions étiologiques que nous venons de passer en revue, les auteurs des rapports signalent comme *causes efficientes* ou *adjuvantes*, à divers titres encore, certaines circonstances, soit permanentes, soit accidentelles et passagères, telles que : des émanations telluriques dues à l'humidité du sol, au voisinage de prairies marécageuses, à des inondations pendant les chaleurs, au déboisement des terrains avoisinants ; l'insalubrité des habitations ; l'encombrement et la malpropreté dans des abris insuffisants, privés d'air pur et de lumière ; les grandes agglomérations d'individus causées par les fêtes de village; l'entassement dans les hôtels (au Havre) des émigrants pour l'Amérique, la viciation accidentelle de l'atmosphère ambiante par des émanations fétides (fosses d'aisances mal tenues ou vidées sans précautions suffisantes); l'altération de l'air, enfin, autour des cholériques déjà frappés. Ajoutons cependant encore une fois qu'aucune de toutes les circonstances que nous venons d'énumérer ne peut être considérée comme *cause productrice* du choléra, que la réunion de la plupart d'entre elles ne suffit point non plus pour lui donner naissance : nos rapports signalent des individus placés dans toutes les conditions extérieures les plus mauvaises, et bravant par des excès de tout genre toutes les lois de l'hygiène, restés indemnes pendant toute l'épidémie.

Telles sont encore : la cherté des vivres, l'insuffisance de la nourriture, ou la mauvaise qualité des aliments, la mauvaise eau, le manque de vin, en un mot les privations qui accompagnent la misère, et la débilité qui en est la conséquence.

Ce sont ensuite des influences morales énervantes et principalement la peur du mal.

Enfin parmi les circonstances ou causes accidentelles qui paraissent avoir *déterminé l'explosion* de la maladie, les rapporteurs signalent les fatigues de tout genre, les écarts de régime, l'abus des fruits, de mauvaise qualité surtout, l'ingestion de grandes quantités d'eau pendant les fortes chaleurs, les excès de boissons alcooliques, et toutes les violations des règles de l'hygiène.

Professions. — Quant à l'influence des *professions*, les documents parvenus à l'Académie ne nous fournissent que des données contradictoires : ainsi M. le docteur Lafaye, de l'Hérault, incrimine particulièrement le métier et l'industrie du tanneur : « sur le nombre des individus que j'ai vus en ville et qui sont décédés, dit-il, il y a les 2/3 d'ouvriers tanneurs environ et un tiers de cultivateurs. » « Le choléra, dit au contraire M. le docteur Anthouard a fait une exception en faveur des tanneurs de Quissac, qui, quoique nombreux, n'ont fourni aucune victime. C'est d'autant plus surprenant que le quartier qu'ils habitent est non-seulement très-sale par la nature même de leurs usines et des matières qu'ils travaillent, mais encore parce que ce quartier de Quissac, étant le plus ancien, est aussi le plus mal percé dans ses rues et dans ses habitations. C'est, au reste, un privilége que l'histoire nous apprend leur avoir été encore accordé lors de la peste de Marseille en 1720. La nature des matières qu'ils emploient, telles que le tan, l'alun, la chaux, le sumac, etc., ne peut-elle pas expliquer cette espèce de préservation ? »

Dans plusieurs publications M. le docteur Burcq a, dès 1854, attribué une immunité plus ou moins complète aux ouvriers employés à travailler le cuivre ; mais les recherches de M. le docteur Mélier, notre digne et regretté collègue, n'ont malheureusement pas confirmé partout cette salutaire influence.

Selon le docteur Bocamy, de Perpignan, à part quelques professions qui exposent les individus à un contact fréquent avec les malades ou leurs déjections, « toute l'influence des professions se réduit à peu près aux différences de la position sociale et aux conditions de bien-être qu'elles comportent. » Plusieurs rapports s'accordent cependant à signaler comme plus particulièrement exposées et comme plus fréquemment atteintes, les personnes donnant leurs soins aux cholériques (médecins, prêtres), celles employées à leur service (religieuses et gardes-malades), celles chargées du maniement et du blanchissage des linges contaminés par les déjections cholériques, comme aussi les individus rendant les derniers devoirs aux corps des victimes.

Influence de l'âge. — En étudiant l'influence de l'*âge* comme condition prédisposante, nous trouvons dans un certain nombre de rapports ce fait que les très-jeunes enfants et les vieillards, en raison probablement de la moindre résistance de l'organisme aux deux termes extrêmes de la vie, ont été frappés en proportion plus grande que les adultes.

Ainsi, dans l'arrondissement de Commercy, dit le docteur Colson, sur un total de 2,861 malades on a compté 1,252 vieillards.

Influence du degré de force et de santé. — Il ressort aussi de la lecture des documents parvenus à l'Académie que certaines conditions de *santé habituelle* constituent une prédisposition soit à contracter le choléra plus aisément, soit à en subir les ravages dans des proportions plus fâcheuses. Ainsi les individus faibles, débiles, ont paru offrir en général moins de résistance.

Mais ce fait n'est pas non plus sans exceptions; selon le docteur Jobert, de Guyonvelle, « ce seraient même les personnes les plus robustes qui auraient eu le plus à souffrir de l'épidémie. »

Cette assertion, que l'auteur n'a d'ailleurs point appuyée de relevés statistiques, serait en opposition avec l'expérience générale, et ne pourrait être considérée que comme l'expression d'un fait local exceptionnel, servant de preuve à cette autre vérité que la constitution la plus robuste n'est point à l'abri du choléra.

Influence de certains états physiologiques. — Au rapport de plusieurs médecins, *certains états physiologiques* ont semblé constituer une prédisposition fâcheuse : ainsi les nourrices, selon M. le docteur Rotureau, auraient été plus sujettes à contracter le choléra, et le mal a paru chez elles plus grave que chez les autres femmes de leur âge.

En plusieurs endroits aussi les femmes enceintes auraient été frappées dans une proportion supérieure à leur nombre relatif. Ainsi, au rapport de M. le docteur Niobey, dans l'épidémie de 1854, comme presque constamment, les femmes enceintes, de même que les nourrices, ont été fréquemment atteintes et quelques-unes ont succombé.

M. le docteur Jobert, de Guyonvelle, dit aussi avoir eu à soigner plusieurs femmes grosses qui ont eu le choléra. Quelques-unes d'entre elles ont survécu aux plus graves accidents, quoiqu'il y ait eu chez elles un avortement, mais le plus grand nombre ont succombé à la maladie. Le même auteur a noté que plus les femmes étaient près du terme de la grossesse, plus elles étaient exposées au choléra, et plus la terminaison était fatale pour la mère et pour l'enfant.

Influence des états morbides antérieurs. — Contrairement à plusieurs autres affections dont la cause première ne nous est pas plus connue que celle du choléra, la fièvre typhoïde par exemple, qui ne s'attaquent généralement qu'à des organismes dans l'état de la santé, le mal indien saisit aussi bien les malades que les bien portants.

En opposition à l'opinion de quelques médecins qui inclinent à voir dans certaines diathèses, dans certaines affections chroniques, parmi lesquelles on cite plusieurs maladies de la peau, une sorte d'immunité, un beaucoup plus grand nombre de praticiens considèrent l'état de maladie comme une condition fâcheuse qui donne prise au choléra et en aggrave notablement les conséquences.

Ainsi les individus affectés de diarrhée chronique et notamment les phthisiques, les convalescents de fièvre typhoïde, sont des victimes particulièrement exposées. De même la variole, la scarlatine, la rougeole, la fièvre puerpérale et toutes les affections qui ont imprimé à l'économie une modification pathologique profonde, livrent les malades en proie aux atteintes du mal.

Aptitude individuelle spéciale. — Indépendamment de toutes les conditions étiologiques que nous venons de passer en revue, il faut nécessairement admettre encore une *disposition organique individuelle* qui agit comme cause prédisposante : autrement comment expliquer que, dans une même localité, des individus placés dans des conditions identiques au point de vue de l'hygiène sont, les uns complétement épargnés, les autres frappés à des degrés de violence variable? Comment comprendre surtout que tels individus restent indemnes au milieu des circonstances les plus défavorables, tandis que d'autres sont emportés par le fléau, quoique placés dans les conditions les meilleures ?

Cela tient assurément à une prédisposition spéciale, innée ou acquise, à une sorte de réceptivité idiosyncrasique particulière qui rend plus apte à contracter la maladie. — En quoi consiste cette aptitude, on ne peut le dire, mais elle n'en est pas moins incontestable. On en voit l'analogue pour certaines maladies ou agents morbides bien connus : il est des individus qui ne prennent pas la variole, qui sont réfractaires à la vaccine, les uns momentanément, les autres pour toujours, tandis qu'il en est d'autres qui payent leur tribut à toutes les influences épidémiques. La même chose a lieu pour le choléra, qui semble choisir ses victimes parmi certains organismes aptes à favoriser son développement.

Consanguinité. — Comme fait tendant à démontrer la réalité d'une prédisposition idiosyncrasique ou mieux d'une *aptitude organique* à contracter le choléra, nos rapports mentionnent fréquemment cette particularité que, quand la maladie avait apparu dans une famille, on voyait plusieurs de ses membres frappés successivement, et ces nouvelles victimes n'étaient pas prises indistinctement parmi les parents des premiers malades ; mais elles se trouvaient en proportion notablement plus grande parmi les *consanguins* que parmi les *alliés* même les plus proches. Ainsi on voyait le mal se reproduire plus souvent chez le frère ou la sœur que sur la femme d'un premier cholérique, plus souvent sur le fils que sur la belle-fille ; en un mot, la maladie, toutes choses égales d'ailleurs, atteignait plus les *parents par le sang* que les *parents par alliance*. C'est un fait signalé dans 17 de nos rapports (1) ; et M. le docteur Delastre pense que la plupart des faits de contagion s'expliquent par cette prédisposition de la consanguinité.

Et ce n'est pas seulement dans une même habitation, parmi les membres assistant de près les malades, que le choléra semblait choisir de préférence les victimes parmi les consanguins; mais cette influence se retrouvait encore à des distances plus ou moins éloignées : ainsi, dans plusieurs localités envahies, les parents par le sang d'une même famille étaient frappés simultanément ou successivement, même à de certaines distances et sans avoir eu de contact avec leurs parents malades. Voici comment s'exprime sur cette question M. le docteur Millon, de la Haute-Garonne : « qu'une sorte de prédisposition, pour ainsi dire de famille, soit aussi une des causes qui donnent plus de facilité à contracter la maladie, nous en avons vu des exemples frappants : des familles entières ont été décimées, foudroyées, tandis que les personnes étrangères qui leur prodiguaient les soins les plus assidus ont été préservées. Le choléra a été choisir, dans certaines maisons, des individus qui appartenaient à ces mêmes familles bien qu'ils fussent éloignés du foyer domestique (2). »

Disposition organique réfractaire. — Comme contraste, M. le docteur Millon cite des faits remarquables d'*organisations réfractaires*. « Pen-

(1) Docteurs :
Penant, à Vervins,
Douat, à Bar-sur-Aube,
Viard, de Semur,
Millon, à Rével (faits),
Germain, de Poligny,
Berriat, dans l'Isère,
Chevillon, à Vitry-le-François,
Danet et Picard, dans la Marne,
Fouquet, à Vannes et Lorient,
Guillemin, à Briey,
Guillaume, à Sarreguemines,
Spire, à Thionville (faits),
Millot, de Cambrai,
Manouvrier, de Valenciennes,
Bocamy, des Pyrénées-Orientales,
Delastre, de Nemours,
Crousse, d'Épinal.

(2) Voici encore, sur la question des prédispositions consanguines, un extrait du rapport de M. le docteur Chevillon, de Vitry-le-François : « Pendant que certaines familles très-nombreuses ont joui, durant l'épidémie, d'une immunité complète, d'autres ont été horriblement maltraitées, et, dans ces dernières, la consanguinité a paru commander, d'avance, les attaques chez des individus n'ayant entre eux d'autres liens que les liens du sang.

Citons des exemples :

1° Famille Renaud. Père malade; mère morte en 24 heures; fille aînée morte en 12 heures; enfant de l'une d'elles mort en quelques heures; les deux fils malades.

dant l'épidémie, dit-il, nous avons vu des individus qui semblaient investis du privilége de braver impunément les coups les plus meurtriers du choléra.

« En vain portaient-ils une diarrhée caractéristique et abondante, ils vaquaient à leurs affaires, méprisant les conseils de l'art; ils se livraient même aux excès, préférant ceux même qu'on défendait davantage; et, contre toute prévision possible, ils échappaient au danger. »

Comme exemple d'immunité remarquable et qui servirait d'argument contre la contagion s'il n'était pas infirmé, à ce point de vue, par nombre de cas contraires, le docteur Lafaye, de l'Hérault, rapporte le fait suivant : « Une femme meurt; le mari, désespéré de la perte de sa femme, veut, dit-il, la suivre et mourir avec elle; il met sur son corps la chemise toute humide de sueur qu'on vient de retirer à sa femme, se couche dans les draps où celle-ci venait de mourir, et ne devient pas malade. »

Cette famille est disséminée dans le village. Tous étaient malades en même temps, dans leurs maisons respectives. Deux des filles étaient mariées. *Les deux gendres sont épargnés.*

2° Famille Valleret : 18 malades, 15 morts.

3° Famille Hance et Cogniard : 8 malades, 8 morts.

4° Famille Petitpot : 11 malades, 6 morts.

5° Famille Bonnet-Pelletier : 23 malades, 11 morts.

6° Famille Bathelier : 5 sœurs malades, pas une de morte.

7° Famille Jean-Gillet : le père, la mère, la fille aînée meurent en trois jours. Il restait deux jeunes filles et un garçon de 11 ans ; tous les trois sont pris en même temps de la scarlatine dont on ne comptait encore que trois cas.

8° Pendant que le choléra sévissait au Fays (hameau dépendant de Cheminon), deux jeunes gens, deux frères, qui travaillaient à trois lieues de là, sont frappés du choléra dans les champs, simultanément, et seuls au milieu d'un grand nombre d'ouvriers. On les transporte au Fays, leur pays natal, qu'ils avaient quitté depuis quelque temps déjà. Ils y arrivent mourants pour être couchés près de leurs père et mère décédés, l'un le matin même, l'autre la veille.

Ainsi, voilà des consanguins cruellement frappés malgré la distance qui les sépare, et bien que souvent ils n'aient eu entre eux aucune communication, tandis que leurs alliés restent indemnes.

D'un autre côté, au milieu d'un pays presque tout entier malade, des familles qui comptent 25, 30 consanguins et plus ne sont pas même effleurées par le fléau. »

NATURE DE LA MALADIE.

Depuis la première invasion du choléra-morbus en Europe, de nombreuses opinions ont été émises sur la *nature* de cette maladie étrange dont on ne retrouvait pas de traces évidentes dans l'histoire des épidémies.

En 1832, à l'époque où les idées de phlegmasie avaient envahi la pathologie tout entière, on en était venu à voir aussi dans le choléra une maladie inflammatoire, une gastrite ou au moins une phlegmasie gastro-intestinale dont on croyait trouver la preuve dans les injections capillaires que l'on rencontre dans l'estomac et l'intestin des individus morts après une forte réaction.

Les choses ont bien changé depuis lors; dans les rapports concernant l'épidémie de 1854, on ne trouve déjà presque plus de traces de cette manière de voir, et aucun des auteurs qui s'expriment sur la nature du choléra n'essaye plus d'en faire une phlegmasie. Bien plus, ce qu'il y a de congestionnaire et d'inflammatoire dans la période de réaction nous semble trop complétement méconnu.

Quelques médecins trouvent une grande analogie entre le choléra et la fièvre intermittente. Le docteur Roblin, de la Haute-Saône, a cru pouvoir dire que «le choléra confirmé n'est qu'un *accès pernicieux;*» et le docteur Armieux, de Calvi, voit des analogies entre le stade du froid et la période algide, entre le stade de chaleur et la période de réaction dont la forme grave serait l'équivalent des accès pernicieux de nos pays; et il ajoute que « le poison de l'Inde est à celui de nos climats comme le venin des crotales à celui de la vipère. »

Cependant le sulfate de quinine donné par M. le docteur Armieux, en conséquence de ces idées théoriques, ne lui a point réussi.

C'est que ces analogies sont trompeuses ; et si, par quelques points, le choléra-morbus présente l'apparence de la fièvre intermittente pernicieuse cholérique, il en diffère par bien d'autres caractères plus essentiels : dans la fièvre intermittente en effet la température du corps est accrue même dans le stade de frisson, tandis que dans la période algide du choléra la chaleur descend au-dessous de la normale, plus que dans toute autre maladie. Le quinquina coupe les fièvres palustres et reste inefficace contre le choléra.

D'autres observateurs, au contraire, n'admettent pas d'assimilation entre le choléra-morbus et les fièvres d'accès. Plusieurs même pensent qu'il y a antagonisme entre ces deux maladies. A l'appui de cette opinion, M. le docteur Heulard, d'Arcy, cite plusieurs localités marécageuses où les fièvres palustres sont endémiques, et qui ont été complétement épargnées par le choléra, lequel cependant ravageait des communes distantes à peine de quelques kilomètres.

M. le docteur Durand, de Chartres, dit, de son côté, que le choléra n'a jamais paru sur les bords de la Conie, où règnent presque continuellement des fièvres intermittentes.

En 1854, comme en 1832 et 1849, dit encore le docteur Heulard, je n'ai observé aucun cas de choléra chez les individus affectés de maladies aiguës ou chroniques du foie et de la rate ; je n'ai pas vu une seule personne atteinte de fièvre d'accès devenir cholérique, et les personnes ayant la cachexie paludéenne traversèrent l'épidémie, sans en être le moins du monde impressionnées. »

Un assez grand nombre de médecins considèrent le choléra comme une *affection du système nerveux*, une *névrose du système ganglionnaire*. Selon le docteur Ourgaud, c'est « une *maladie* hyposthénique *du système cérébro-spinal ganglionnaire;* » le docteur Bretet, de la Haute-Saône, en place le siége dans le nerf grand sympathique et ses ganglions qu'il a trouvés rouges et tuméfiés. Le docteur Champreux y voit une variété de *typhus* avec sidération des nerfs ganglionnaires; pour M. le docteur Odille, « c'est le *typhus d'Asie* accompagné d'une suette miliaire qui n'en est qu'un mode bénin, » et M. le docteur Garnier, comparant les accidents produits par le choléra à ceux que causerait un poison violent, propose de remplacer le mot choléra par celui de *peste noire* asphyxiante. Selon le docteur Paris, le choléra débuterait par un *engorgement du foie;* et M. le docteur Raphaël, de Provins, l'attribue à une « *fermentation* qui se produirait dans l'estomac, sous l'influence de conditions atmosphériques particulières. »

Cause première. — Pour d'autres observateurs, le choléra-morbus est une *affection nouvelle*, *sui generis;* et la plupart des rapporteurs ajoutent que la *cause première* est inconnue. Ils admettent d'ailleurs comme condition favorable à son développement une prédisposition native, la violation des lois de l'hygiène, etc.; et plusieurs d'entre eux remarquent que cette cause agit surtout avec énergie là où la maladie n'avait pas encore sévi.

Selon M. le Docteur Ourgaud, de Pamiers, les causes du choléra dit épidémique ne seraient autres que celles qui agissent isolément dans la production du choléra sporadique et qui, devenues plus générales et plus intenses, frapperaient les masses en constituant ainsi l'épidémie.

M. le Docteur Germain, de Poligny, croit aussi pouvoir expliquer le développement du choléra « par le concours des circonstances reconnues comme causes prédisposantes habituelles. »

D'autres observateurs attribuent le choléra-morbus à une constitution atmosphérique spéciale, telle qu'un été chaud à la suite d'un printemps pluvieux, à des perturbations électriques, ou se bornent à signaler que le mal a débuté après un violent orage, pendant un brouillard épais, fétide! D'autres y voient une *infection atmosphérique*, qui fait que les oiseaux mêmes quittent les lieux contaminés; une altération des éléments constitutifs de l'air, telle qu'une *absence d'oxigène* dont ils ne fournissent d'ailleurs aucune preuve; ou attribuent la maladie à une asphyxie par un principe délétère ou à des *conditions météorologiques spéciales*, gaz, électricité.

Quelques auteurs placent la source des modifications que l'air aurait subies, dans l'état de souffrance des végétaux qui ne suffiraient plus à la régénération de l'atmosphère, et dans une débilité générale simultanée de l'organisme provenant de l'altération des substances alimentaires.

Pour le plus grand nombre des médecins qui ont essayé de pénétrer la nature du choléra, c'est un *empoisonnement miasmatique* de cause insaisissable, animé peut-être, ou provenant d'émanations putrides dues, selon quelques-uns, à la décomposition de myriades d'insectes et de zoophytes (docteur Champreux), miasme portant primitivement, selon les uns, son action sur le système nerveux de la vie organique, donnant lieu pour d'autres à une altération du sang, — principe toxique, pénétrant selon les uns par les voies pulmonaires, selon les autres par les voies digestives.

Genèse. — La multiplicité même de ces diverses hypothèses témoigne assez d'une grande incertitude ou mieux d'une ignorance absolue concernant la *nature intime* et la *cause première* du choléra-morbus.

Les opinions sont-elles plus concordantes sur son *mode de développement* dans une contrée? En d'autres termes, lorsque le choléra-morbus apparaît dans une contrée, comment faut-il en expliquer l'invasion?

Éclosion spontanée. — Sur 49 auteurs de rapports, qui s'expriment sur cette question, 18 considèrent la maladie comme *développée spontanément* dans la localité même; plusieurs ajoutent qu'ils n'ont pu lui trouver d'autre origine et quelques-uns citent des faits où ce mode de développement leur paraît seul admissible; ce sont MM.:

Penant, de Vervins,
Bonnans, de l'Ariége,
Dauvergne, de Forcalquier,
Castel, de l'île d'Oléron,
Battendier, de la Charente-Inférieure,
De Castelnau, de Nîmes,
H. Gintrac, de Bordeaux,
Lafaye, de l'Hérault,
Nève, de Bar-le-Duc,
Fouquet, de Vannes,
Guillaume, de Sarreguemines,
Rudolphi, de Grostenquin,
Bertrand, de la Haute-Saône,
Lecadre, du Havre,
Clerc, de la Haute-Saône,
Calvy, de Toulon,
Bardinet, de Limoges,
Boyer, de Cruzy.

Importation. — 23 en revanche attribuent formellement la venue du mal à *l'importation*, et plusieurs d'entre eux citent des faits qui leur semblent la démonstration positive de ce mode d'invasion dans la localité; ce sont MM.:

Dechaux, de Montluçon,
Michel, de Gap,
Chabrand, de Briançon,
Fruchier, de Digne,
Chabas, de Sisteron,
Armieux, de Calvi,
Viard, de Semur,
Durand, de Chartres,
Martin Duclaux, de Villefranche,
Berriat, de Grenoble,
Sebire, de Valognes,
Niobey, dans la Haute-Marne,
Colson, de Commercy,
Henriot, de la Meuse,
Guillemin, de Briey,
Estre, de la Moselle,
Jacquez, de Lure,
Blandin, de la Haute-Saône,
Bals et Duval, de la Haute-Saône,
Barret, de Carpentras,
Le docteur *, de Doullens,
Pamard, d'Avignon,
Crousse, d'Épinal.

Les documents relatifs au choléra de 1854 fournissent au moins de nombreux exemples de ce fait que le premier cas observé dans une localité est relatif à un individu venant d'un autre lieu infecté.

* Nom illisible sur l'original.

A Bourg-d'Oisans (Isère), dit le docteur Berriat, « une jeune fille de 25 ans avait quitté Marseille pour fuir le fléau et était revenue chez ses parents. Elle a été atteinte la première et a guéri. Le lendemain, invasion de la maladie chez le père et la mère, qui ont succombé. De là le fléau s'est étendu de proche en proche. »

Quatre autres rapports ne s'expriment sur la spontanéité qu'avec doute ou n'admettent l'importation qu'avec réserve.

Quatre enfin admettent à la fois ces deux modes d'invasion comme concourant simultanément ou tour à tour à la multiplication des victimes.

Il y a donc une prédominance de nombre au moins, en faveur de l'importation du choléra dans une localité par des individus venus d'une localité plus ou moins voisine où régnait l'épidémie.

Mode et voies de propagation. — Quant aux voies plus spécialement suivies par le choléra dans son extension progressive d'une localité dans une autre, plusieurs rapports signalent la propagation dans la direction de la grande route et des rivières (Vial, de St-Étienne ; Pollosson, de la Tour-du-Pin ; Vergne, à Chaumont ; Heulard, de Clamecy), soit dans le sens de leur pente, soit en remontant leur cours, comme le signale le rapport sur le choléra de Lyon qui dit que, « la maladie a remonté le cours du Rhône, transporté par les bateaux à vapeur. »

Relativement au mode spécial de *propagation* du choléra dans une localité, tantôt il s'est disséminé sans qu'il fût possible de suivre ses traces pas à pas; mais souvent aussi on a pu constater son extension par familles, par maisons, par rues, ou son rayonnement autour du foyer primitif. Il y a ceci encore de curieux dans l'extension du fléau que, dans plusieurs localités, on a remarqué dans un village une seule rue envahie et, dans telle rue, une seule rangée de maisons contaminées successivement d'un bout à l'autre, le côté opposé restant à peu près ou complétement indemne.

Cette particularité singulière ne trouverait-elle pas une explication dans l'observation faite par plusieurs auteurs de rapports que le fléau se déclarait plus particulièrement dans les rues et les maisons situées sous le vent d'un foyer d'infection ? et l'on comprendrait ainsi que, si les courants se maintiennent pendant un certain temps et soufflent, par exemple, du côté A vers le côté D primitivement contaminé, le côté A soit de la sorte respecté.

Multiplication des cas dans une localité. — Une fois apparu dans une localité, que ce soit par importation ou autrement, comment le fléau se comporte-t-il ultérieurement ? — Tantôt il reste borné à une ou plusieurs maisons, ne frappe qu'un petit nombre d'individus et ne tarde pas à disparaître ; tantôt au contraire il s'étend, multiplie ses atteintes et ne disparaît qu'au bout d'un temps plus ou moins long, après avoir fait de nombreuses victimes.

Comment se fait cette multiplication ? A-t-elle sa source dans la communication d'individu à individu, par reproduction et transmission du germe de la maladie ?

Ou bien les cas se multiplient-ils sous l'influence d'une même cause générale, placée en dehors des individus et planant à la fois sur la population tout entière ? — Cette dernière opinion semble trouver un appui dans ce fait que dans certaines localités, notamment les villes plus ou moins populeuses, les victimes sont frappées sur divers points à la fois. L'opinion inverse de son côté semble trouver sa confirmation dans cet autre fait, souvent signalé dans nos rapports, que les cas se montrent successivement dans les maisons contiguës.

Epidémicité ou transmission. — Dans les épidémies antérieures, en 1832 surtout et encore en 1849, les partisans de la communicabilité du choléra d'individu à individu, par contagion directe ou médiate, étaient rares.

Mais en 1854, à mesure que l'attention a été plus éveillée à ce sujet, les observations se sont multipliées sur cette question qu'on ne peut bien élucider que dans les villages ; et les opinions pour ou contre la contagion se sont notablement modifiées : nous en trouvons la preuve dans l'analyse de nos rapports.

Parmi les auteurs qui ont cherché la solution de ce problème, 29 *rejettent la contagion*, ou ne trouvent pas, dans les résultats de leurs observations, de raison suffisante pour l'admettre ; ce sont :

1. MM. Penant, de Vervins,
11. Dauvergne, de Forcalquier,
29. Cazaintre, de Limoux,
47. De Castelnau, de Nîmes,
52. H. Gintrac, de Bordeaux,
56. Germain, de Poligny,
75. Vergne, à Chaumont,
101. Fouquet, à Vannes,
119. Maréchal, de la Moselle,
122. Marquet, de la Nièvre,
138. Neboux, de la Seine,
145. Joux, de la Ferté-Gaucher,

148. Michel, de la Haute-Saône,
156. Roblin, » »
159. Mornac, » »
165. Merrière, » »
168. Pinguet, » »
170. Gast, » »
171. Charpentier, » »
174. Letellier, » »
175. Pasteur, » »
177. Massuia, de la Haute-Saône,
181. Magitot, » »
194. Garnier, » »
195. Heuchel, » »
201. Euvrard, » »
215. Vingtrinier et Duclos, de Rouen,
227. Bardinet, de Limoges,
236. Royer, de l'Yonne *.

Quelques autres, moins affirmatifs, regardent la *contagion* comme *douteuse* (docteur Crousse, d'Épinal ; docteur Debrou, d'Orléans), ou comme difficile à prouver ; ou bien ne considèrent pas comme nécessaire de la faire intervenir pour s'expliquer l'extension de la maladie (docteur Corne, de Villersexel).

Le docteur Bonnans, de l'Ariége, tout en révoquant en doute la contagion, admet cependant une infection puissante par les cadavres.

A côté de ces auteurs, qu'on peut considérer comme niant la transmissibilité du choléra d'individu à individu, d'autres, cherchant à préciser l'acception qu'il faut attacher aux mots, se bornent à cette proposition moins exclusive, que la contagion *proprement dite* ne joue aucun rôle (docteur Bocamy, des Pyrénées-Orientales), ou se contentent de dire que le choléra n'est pas contagieux dans le sens absolu du mot (docteur Boursier, de l'Oise ; docteur Calvy, du Var).

Cette manière de s'exprimer ne semble pas entraîner l'exclusion d'un autre mode de transmissibilité, et cela est tellement vrai que le docteur Chapelet, des Vosges, tout en disant que « le choléra n'est point contagieux dans le sens absolu du mot » ajoute, « mais il est contagieux à la manière du typhus ».

C'est dans la même pensée que le docteur Desperrières, de la Haute-Saône, dit que « le choléra n'est pas contagieux, *mais il se gagne ;* » et le docteur Laboulaye, de Dampierre, tout en regardant la contagion comme douteuse, ajoute : « la maladie voyage avec l'homme. »

En opposition aux médecins qui repoussent la contagion d'une manière formelle, ou ne l'admettent qu'à la manière du typhus, nous trouvons 36 auteurs de rapports qui admettent la *contagion comme positive :*

* Les chiffres en tête des noms correspondent au n°s d'ordre des rapports originaux.

MM. les Docteurs :

2. Dechaux, de Montluçon,
7. Michel, de Gap,
8. Chabrand, de Briançon (faits précis),
10. Chabas, de Sisteron,
18. Douat, de Bar-sur-Aube,
35. Noirot, de Dijon,
38. Viard, de Semur,
40. Causard, de Châtillon-sur-Seine (faits),
43. Durand, de Chartres (faits),
44. Charcellay, de Tours (faits nombreux),
51. Martin Duclaux, de Villefranche (Haute-Garonne) (faits),
62. Pollosson, de la Tour-du-Pin (faits),
68. Padioleau, de Nantes (faits),
71. Sebire, de Valogne,
77. Thiberge, de Langres,
85. Bouvier, de Jonchery (faits),
99. Madin, de Verdun,
103. Guillemin, de Briey,
114. Estre, de Pont-Pierre (faits),
117. Spire, de Thionville,
123. Millet, de Cambray (faits),
131. Dehée, d'Arras (faits),
136. Bouchet, de Lyon,
146. Jacquez, de Lure (faits),
149. Bretet, de Vauvillers,
154. Boilley, de Vy-les-Lure,
173. Gevray, de Vesoul,
176. Racine, de Scey-sur-Saône,
178. Metzguer, de Montbazon,
184. MM. Guyot, de Cugney,
202. Fromantel, de Gray,
204. Paris, de Gray,
218. Bucquoy, de Péronne,
219. M. X. (*illisible*), de Doullens,
224. Giraud, de Flayosc (faits nombreux),
225. Barret, de Carpentras (faits).

et 14 au moins d'entre eux citent à l'appui de leur opinion des faits qui leur paraissent prouver la transmission sans réplique. En voici quelques exemples :

Le 15 juillet, une femme de Mance va à Jarny où le choléra faisait de grands ravages ; elle porte avec elle un enfant de six mois, bien portant, bien constitué, qu'elle allaitait. Arrivée là, elle communique avec deux cholériques; la peur la saisit et elle revient le jour même à Mance, où il n'y a aucun malade. Pendant la nuit l'*enfant* est pris de choléra et meurt le 16 juillet.

La *grand-mère* de l'enfant est prise le lendemain et meurt également. Le *grand'-père*, un *frère* de 13 ans et enfin le *père* sont atteints à leur tour et succombent trois jours après.

De ce foyer la maladie se répand bientôt dans la commune.

La *femme* mère de l'enfant, pris le premier, n'est prise que 10 jours après l'invasion de la maladie dans sa maison, d'une cholérine qu'elle néglige, et après huit jours d'alternatives d'arrêt et de retour de la diarrhée, elle succombe à son tour. Le choléra était répandu dans toute la commune (docteur Guillemin, de Briey).

Le 18 septembre, le choléra ne régnait point à Saint-Bénin, on ne parlait même pas de cholérine, lorsque, le soir, arriva de Bertry la veuve Taine (Agnès), âgée de 68 ans, atteinte par le choléra, qui dans la nuit fit chez elle de si grands progrès, que le 19 au matin elle était arrivée à la cyanose et mourait dans la soirée du même jour.

Le 22, le *petit-fils* de cette femme, âgé de 5 mois, meurt dans la nuit.

Le 23, une autre *petite fille* âgée de 6 ans est atteinte.

Le 26, la *mère*, à son tour, est frappée.

Le 30, un autre *petit garçon* de la *même famille*, âgé de 2 ans, succombe.

Mais déjà le choléra se répand dans les *maisons voisines*. La femme du maire de Saint-Bénin (qui avait visité Agnès Taine) est atteinte.

La fille du maire, épouse du sieur Taille, est frappée, son mari succombe ; ses deux enfants sont atteints, et le *fils* du maire succombe également.

Deux *jeunes filles qui ont donné des soins aux précédents malades* sont atteintes à leur tour, mais heureusement se tirent du danger (docteur Millot, du Cateau).

Dans la commune de Souastre (arrondissement d'Arras), vers le 15 du mois d'août, un mendiant venu d'un village voisin (de Picardie), *où sévissait le choléra*, fut pris de tous les symptômes du choléra au milieu des rues du village. Quelques personnes voulurent bien l'accueillir chez elles ; mais on ne put le rappeler à la vie ; il succomba, et, quelques jours plus tard, il y eut trois décès dans les familles qui avaient eu des rapports avec ce malade (docteur Dehée).

La réalité de la contagion est, pour M. le docteur Giraud, du Var, une profonde conviction et il rapporte nombre de faits à l'appui.

« Une petite fille, en pleine santé, allait tous les soirs avec son père dans un café fréquenté par des émigrants du choléra de Marseille, elle meurt la première. Dans l'espace de 15 jours, 7 personnes faibles et maladives succombent. — Répit de 7 jours; une foire amène les habitants de localités voisines envahies par le choléra; peu après il mourait 1 à 4 personnes par jour. Dans plusieurs autres localités, au Dragin, à Pierrefeu, *c'est toujours un individu arrivant d'un pays infecté qui communique le choléra à sa famille ou aux personnes qui le soignent.* »

L'hôpital de Carpentras, dit le docteur Barret, a de vastes salles qui s'aèrent par leurs quatre faces, et qui cubent plus de 100 mètres d'air par lit de malades. Eh bien, dans ces immenses galeries, où la ventilation est si facile, le premier cholérique (non-seulement de l'hospice, mais de la ville), a d'abord été un syphilitique *venu du foyer d'Avignon;* et après ce syphilitique, le choléra a atteint tant de pensionnaires et d'infirmes, sans parler du portier et d'une fille de salle, que le danger de contracter la terrible affection a été vingt fois plus grand à l'hôpital que dans le reste de la ville (1). »

(1) L'un des auteurs, qui s'exprime sur la contagion le plus nettement et avec le plus d'autorité en s'appuyant sur un nombre de faits considérables, est M. le docteur Jacquez, de Lure, déjà honoré d'une médaille d'argent par l'Académie.

Après avoir longuement et laborieusement étudié le mode de développement, et suivi les filiations de l'épidémie dans les diverses localités de l'arrondissement; après avoir cité un *grand nombre de faits,* l'auteur se résume de la manière suivante :

« Sur 80 communes qui, dans l'arrondissement, ont reçu la visite du choléra, il y en a 17 sur lesquelles je n'ai aucun renseignement, et qui ne doivent pas entrer en ligne de compte; du reste, elles ont été peu maltraitées. Des 63 communes dont j'ai pu parler avec quelque connaissance de cause, j'en retranche encore 3, Grange-la-Ville, Fromont et Frahier, qui n'ont eu que des cas isolés, venant du dehors. Sur les 60 communes qui restent, 9 pourraient être considérées comme donnant des preuves trop peu évidentes de contagion, soit dans l'importation, soit dans l'extension de la maladie... »

« Dans 10 autres communes, l'*importation* par contagion n'est pas bien démontrée; mais on voit assez clairement la contagion dans la *transmission* des premiers cas aux suivants.

« J'ai donc prouvé que 41 communes sur 60 ont reçu le choléra du dehors, et que, dans 51, il s'est *transmis* par *contagion* des premiers malades aux suivants. D'un autre côté, rien ne prouve qu'il n'en ait pas été ainsi dans les autres communes; on voit même la contagion percer dans plusieurs de celles que j'ai éliminées. Il est très-probable que si partout les recherches avaient été faites à temps, et avec tous les soins possibles, partout on aurait trouvé les traces de la contagion.

« *J'ai eu lieu d'observer un certain nombre d'épidémies de scarlatine, de rougeole, de variole et de fièvres typhoïdes, maladies dont la transmission par contagion n'est plus guère mise en doute; je crois y avoir recherché cette cause avec assez de soin, et, pourtant, je l'ai trouvée moins facilement et moins souvent que pour le choléra.*

« Donc, pour dernière conclusion, le choléra est contagieux, il l'est éminemment.

« L'est-il toujours, et la contagion est-elle sa seule cause déterminante dans nos climats, je le crois, j'en suis convaincu.

« Non-seulement le choléra confirmé se transmet, mais la simple diarrhée cholérique peut communiquer le choléra, comme on l'a vu à St-Germain, à Mélissy, à St-Barthélemy, à Villedieu, etc., etc.

« Le choléra peut-il se transmettre par simple contact, je n'en sais rien; mais ce qu'il y a de certain, c'est que le contact n'est pas nécessaire.

..... « Dans le choléra, les personnes qui visitent les malades sont, quoi qu'on en dise, atteintes dans une proportion beaucoup plus grande que le reste de la population. Sur

A l'appui de faits d'extension de la maladie par contagion résultant de la libre communication des individus entre eux, quelques auteurs signalent l'immunité complète dont auraient joui certains établissements (docteur Padioleau, de Nantes) où l'on n'avait laissé entrer aucun malade atteint de choléra; tandis qu'aux rapports d'autres médecins, les gardes-malades ont été fréquemment atteintes (docteur Gevrey, de Vesoul) et que, dans plusieurs localités presque tous les médecins auraient été malades (docteur Racine, de la Haute-Saône) et quelques-uns frappés mortellement par suite de leurs fréquents rapports avec les cholériques.

Plusieurs autres médecins admettent la dissémination du choléra par des *modes multiples* de transmission (docteur Huette, de Montargis), par contagion et infection (docteur Desterne, de Bar-sur-Seine), par contagion et épidémicité (docteur Henry, de Vesoul) (1), par épidémicité, contagion ou infection (docteur Bodier, de Marney).

trente et quelques médecins qui, dans l'arrondissement, ont soigné les cholériques, *plus de la moitié* ont ressenti, d'une manière plus ou moins prononcée, les atteintes de l'épidémie ; et sept ont été bien malades.

« Plusieurs de nos religieuses, de nos curés et vicaires ont succombé ; un très-grand nombre ont été assez sérieusement atteints, et ils l'auraient été bien plus encore si, comme la plupart des gens du peuple, ils n'avaient pris aucune précaution pour arrêter le mal à son début. »

(1) « Le premier cas survenu chez nous, dit le docteur Henry, n'est explicable que par l'influence *épidémique*. Aucune relation directe n'avait eu lieu entre la femme Perrin et d'autres localités ou individus affectés à une distance de 25 kilom...

« Mais Gaillard, qui succombe le *second*, était allé visiter la femme Perrin, dont la famille était en relations habituelles avec cet individu. Et, tout autour de l'habitation de Gaillard, se déclarèrent les autres cas de maladie. Lorsque le mal se fut étendu, chaque fois qu'il sévissait sur un membre d'une famille, tous les autres étaient, en même temps ou successivement, envahis à l'un des degrés que j'ai décrits, etc., etc. »

« Le dimanche 5 août 1854, une femme Bigoulot, de Bucey-lès-Sy, fuyant son pays où le choléra commençait à sévir, vint à Oiselay, avec son mari, à 8 kilom. de distance. 2 heures après son arrivée, au moment où elle parlait à ses hôtes de sa bonne santé, et du bonheur qu'elle éprouvait de se trouver chez eux pour se garantir, cette femme est surprise, contre toute attente, du choléra le plus désespérant. On la charge sur une voiture aussitôt pour la reconduire dans son village ; elle succombe en route. Le lendemain, la femme de la maison qui avait recueilli la fugitive est saisie du choléra, et périt en quelques heures. La maladie se propage de proche en proche dans le reste du village jusque-là complétement épargné. »

Pour les faits de cette nature, dit l'auteur, il est impossible de ne pas admettre la *contagion*. « Un village est intact ; arrive dans son sein un individu venant d'un foyer de ma-

Parmi ceux qui admettent la contagion, plusieurs, spécifiant davantage, considèrent la maladie comme pouvant se communiquer par simple contact ou approchement (Boilley, de Vy).

Pour d'autres la contagion serait médiate, c'est-à-dire *infectieuse* (Vial, de Saint-Étienne), *miasmatique* (Bucquoy, de Péronne) (1), comme pour la fièvre typhoïde (Delastre, de Nemours), le choléra se communiquant de l'individu malade à l'individu sain par l'altération de l'air ambiant (Durand, de Nemours) et pénétrant dans l'économie par les voies respiratoires (Madin, de Verdun; Spire, de Thionville); c'est ainsi que, selon le docteur Bertrand, de Saint-Germain, tout malade constituerait un « foyer miasmatique ».

D'autres encore, rejetant le terme de contagion comme impropre, tout en maintenant la chose comme vraie, déclarent le choléra *transmissible*

ladie. Il est pris du choléra, puis son père, sa mère, ses frères, ses voisins, ses gardes-malades. Il n'avait cependant pas apporté avec lui l'*atmosphère* du lieu infecté, l'influence *épidémique* de la maladie. Il était seulement atteint dans ses entrailles du *germe* du choléra; le mal le saisit, et, en se développant, il forme du malade un foyer de rayonnement, de génération et de transmission du miasme morbifique. Voilà la *contagion* irrécusable. »

(1) « Si, par maladie contagieuse, dit le docteur Bucquoy, on entend une maladie qui se transmet, nécessairement, par le *contact* de l'individu qui la porte à un individu sain, le choléra ne serait pas contagieux...

... « Mais si, par maladie contagieuse, on entend toute maladie susceptible d'être communiquée, par le sujet qui en est affecté, à un ou plusieurs autres sujets, placés dans certaines conditions d'opportunité pour la recevoir, le choléra est assurément contagieux;... » en voici un exemple :

« Une fille des hospices, élevée à Ytres (canton de Combles), va passer quelques jours à Paris, au moment où le choléra sévissait dans cette ville avec le plus de violence. Revenue chez ses nourriciers, elle est prise, presque aussitôt son arrivée, et de la manière la plus grave, de tous les symptômes du choléra. Bientôt, l'*homme et la femme qui l'avaient élevée*, et un autre *enfant* de l'hospice âgé de 14 ans, *logés sous le même toit* qu'elle, sont pris des mêmes symptômes et y succombent. La fille finit par guérir; mais le choléra ne tarde pas à se manifester dans toutes les maisons *voisines* de la sienne, puis dans *les rues aboutissant à celle qu'elle habitait*, puis à tout le village, de telle sorte que, dans l'espace d'un mois, plus de 100 personnes furent atteintes à différents degrés de la maladie, et 47 en moururent. Ici, je le demande, peut-on se refuser d'admettre que le choléra, apporté en germe de Paris par la fille en question, et développé aussitôt son arrivée, n'ait été communiqué par elle à ses nourriciers, puis à ses voisins et à tout le village, puisque la commune d'Ytres n'en avait offert, jusque-là, aucun cas, et que le choléra ne s'était encore montré alors, dans l'arrondissement de Péronne, que dans une ou deux communes éloignées de celle-là de plus de 25 kilomètres... ? »

par infection d'individu malade à individu sain, et plusieurs auteurs de rapports mentionnent, à l'appui, des faits qui semblent laisser peu de doutes (docteur Foucart, dans la Haute-Marne et la Garonne; Colson, de Commercy (faits); Mannouvrier, de Valenciennes; docteur Bouchet, du Rhône (1); Pamard, d'Avignon).

Un certain nombre de médecins encore citent des faits contradictoires qui laissent à leurs yeux la question indécise.

En laissant de côté les auteurs qui s'abstiennent et en ne tenant compte que de ceux qui émettent une opinion plus ou moins explicite dans un sens ou dans un autre, nous trouvons, en résumé, 36 auteurs qui nient la contagion (29) ou la révoquent en doute (4), ou ne l'admettent pas dans le sens absolu du mot (3), et 52 qui adoptent la contagion ou la transmissibilité du choléra, soit directement, soit médiatement ou par infection à la manière des fièvres graves.

Et si à ce dernier chiffre nous ajoutons 9 auteurs qui, sans traiter spécialement de la contagion, admettent cependant l'importation, soit comme le seul mode, soit comme le mode habituel, soit comme l'un des

(1) « Ici, dit M. le docteur Bouchet, trouve place une question importante et controversée, c'est celle de la *contagion*, mot *impropre* en lui-même, appliquée au choléra. On devrait plutôt l'appeler *mode de transmission*. Très-certainement le choléra n'est pas contagieux à la manière de la peste, de la petite vérole, de la syphilis, etc., c'est-à-dire que vous pouvez approcher d'un cholérique, le toucher, le soigner, lui rendre divers services, sans que vous soyez beaucoup exposé à contracter, de lui, la maladie dont il est atteint, à moins de rester longtemps auprès de lui, de vivre, pour ainsi dire, dans son atmosphère. Ceci est un fait établi, constaté par de nombreuses observations. Mais, de là à conclure, comme de nombreux auteurs l'ont avancé, que le choléra n'était pas plus contagieux, c'est-à-dire transmissible, qu'une jambe cassée, il y a loin. La vérité en tout doit être cherchée de bonne foi, et établie, ensuite, sans trop se préoccuper des fausses interprétations, et des conséquences, soi-disant, mauvaises.

Je sais bien qu'on dira : Mais si toutes les personnes d'une famille, d'une maison, sont atteintes, c'est qu'elles vivent ensemble, ressentent, ensemble, les mêmes influences; elles devraient alors être frappées toutes à la fois, mais non pas successivement. Il est plus conforme à la saine appréciation des choses d'admettre que du corps d'un malade s'exhalent certains miasmes transmissibles, qui forment de ce corps un moyen irradiant de transmission. Le bon sens public l'a compris ainsi, et, malgré toutes les affirmations de nos anticontagionistes, il est resté avéré dans l'esprit de tout le monde que soigner un cholérique ou un malade atteint d'une gastro-entérite, d'une pneumonie ou d'une fièvre intermittente n'était pas la même chose sous le rapport de la transmission. Le danger dans un cas est nul, tandis que dans l'autre il n'est pas encore déterminé ni bien défini, mais il existe incontestablement. »

modes d'introduction du choléra (1), nous voyons, en opposition à 36 auteurs qui repoussent la contagion, 61 médecins, qui reconnaissent que le choléra est transmissible soit directement, soit médiatement à la manière du typhus.

Mode de transmission. — Ce dernier mode de contagion, c'est-à-dire transmission médiate par *infection* de l'air ambiant, semble bien plus réel que la transmission directe par le *contact* immédiat.

Et d'abord, de la plupart des faits de contagion consignés dans les rapports, il ne résulte pas clairement que ce soit par le contact plutôt que par le séjour plus ou moins prolongé dans l'atmosphère ambiante des malades qu'a eu lieu la transmission du choléra.

Le seul maniement des malades est resté souvent sans résultat fâcheux. Ainsi des nourrissons atteints de choléra ont pu ne pas quitter en quelque sorte les bras de leurs mères, sans que ces dernières soient tombées malades.

Bien plus, on a vu plusieurs fois des personnes coucher impunément avec des malades atteints de choléra sans rien ressentir. Mais on a vu maintes fois aussi l'inverse et, dans ce cas encore, on peut invoquer, aussi bien que le contact, l'infection par les miasmes émanés du malade et de ses déjections.

Ce n'est pas non plus par *inoculation* que le mal se communique : on ne connaît pas d'exemple de choléra développé après une piqûre faite par un scalpel servant à l'autopsie d'un cholérique; du sang de malade, le produit des selles et des vomissements ont été, par M. le docteur Michel, mis en contact avec une plaie récente, sans produire d'accidents.

Source du contagium. — A en juger par les expériences précitées, le principe communicable ne paraîtrait pas résider dans le *sang* du cholérique; mais ces faits sont encore trop rares pour en tirer des conclusions positives.

La source du contagium, du principe contagieux, ne paraît pas non plus résider dans certains produits de sécrétion normale, comme le lait. Ainsi plusieurs rapports signalent ce fait curieux, déjà antérieurement observé

(1) MM. les docteurs Feuchier, Armieux, Carré et Judrin, Berriat, Niobey, Henriot, Blandin, Bals et Duval, Crousse.

et plus récemment confirmé par de nouveaux exemples, que des nourrices atteintes de choléra ont allaité leurs nourrissons sans leur donner la maladie.

C'est donc ailleurs qu'il faut chercher la source du contagium ; mais les auteurs de rapports donnent sur ce point de la question peu de renseignements.

Selon le docteur Bonnans, les cadavres seraient une cause puissante d'infection. M. le docteur Spire considère les malades graves et les cadavres comme étant surtout dangereux. Mais le plus grand nombre, parmi ceux qui émettent une opinion à ce sujet, pensent que l'origine des miasmes cholériques émane surtout des déjections intestinales (1).

Inconvénients. — Avantages de la notion de la transmissibilité. — L'opinion que le choléra peut se communiquer d'un individu à un autre a certainement quelque chose de grave, et peut dans certaines circonstances conduire à de fâcheuses conséquences. Mais il faudrait bien s'y résigner si les faits de plus en plus nombreux démontraient qu'elle est fondée. On se familiariserait d'ailleurs peu à peu avec cette pensée, et les effets de la peur s'atténueraient beaucoup quand on saurait dans quelles conditions la maladie peut se transmettre : que ce n'est point le contact et le maniement des cholériques qui sont dangereux, mais bien plutôt un trop long séjour dans un espace circonscrit, au milieu d'un air surchargé d'émanations morbides ; quand il serait démontré que ce sont les déjections intestinales qui constituent la principale source d'infection ; quand enfin, mettant les mots d'accord avec les faits, on rayerait le terme impropre de contagion pour lui substituer l'expression bien mieux appropriée de *transmissibilité.*

Les cholériques ne manqueraient pas plus d'assistance de toute sorte que les malades atteints du croup, de la scarlatine ou de la variole.

Et, en prenant les précautions commandées par des notions plus exactes concernant le séjour trop prolongé près des cholériques, l'éloignement des personnes inutiles, le renouvellement de l'air, l'entretien d'une

(1) M. le Dr Henry, de la Haute-Saône, a administré à un chien, par la bouche et par l'anus les selles et les vomissements réunis d'un cholérique. L'animal a été pris pendant huit jours de diarrhée, de coliques manifestées par ses cris, de tremblement dans les membres. Il ne buvait que de l'eau et refusait même la viande; on ne l'a pas vu vomir; il s'est rétabli.

grande propreté, le soin d'enlever promptement et d'enfouir le produit des déjections, celui de désinfecter les vases, les objets de literie, etc., on arriverait à réduire la multiplication des atteintes, à étouffer souvent le mal dans son commencement, en l'empêchant de faire explosion dans une localité autour d'un premier malade venant d'un endroit contaminé; à préserver certains pays par des mesures d'hygiène publique; à diminuer en un mot considérablement les victimes d'un mal qui déjoue trop souvent tous les efforts de la médecine.

TRAITEMENT.

Traitement curatif. — Les *traitements* les plus divers ont été mis en usage contre le choléra. Cependant, après quelques tentatives plus ou moins infructueuses de telle ou telle médication prétendue spécifique, entraînés aussi par la force des choses et guidés par l'étude même des divers actes pathologiques qui s'accomplissent dans l'évolution de cette maladie, le plus grand nombre des praticiens en sont revenus à la médecine des indications, en mettant en pratique les moyens les plus rationnels, les plus capables d'atténuer les graves perturbations qu'ils observaient chez leurs malades.

Émissions sanguines. — Le *traitement antiphlogistique*, employé par un certain nombre de praticiens en 1832, déjà plus rarement adopté en 1849, n'a plus trouvé en 1854 qu'un petit nombre de partisans. Parmi ces derniers, les uns associent les émissions sanguines à divers autres moyens, tels que l'ipécacuanha, les opiacés, les excitants cutanés; d'autres proscrivent les excitants et les purgatifs.

Ajoutons que la plupart réservent (avec raison) les saignées et les sangsues pour combattre les accidents congestifs de la réaction. Un seul, M. le docteur Robert, de la Haute-Marne, pense que l'on peut pratiquer les émissions sanguines même dans la période algide; un seul enfin a employé la *saignée à titre préventif;* et sa statistique donne 13 décès sur 27 malades.

Traitement mixte par les opiacés, les astringents, les excitants externes, et les antispasmodiques. — La grande majorité des médecins (63 environ), ont mis *simultanément* en usage les *opiacés* et les *astringents* pour modérer les évacuations, les *excitants* externes et divers moyens de réchauffement pour arrêter le refroidissement du corps et entretenir la circulation périphérique; les *boissons froides* dans le but de calmer la soif, les *antispasmodiques* à l'intérieur pour modérer les vomissements, les *frictions* simples ou médicamenteuses afin de calmer les crampes.

Opium. — L'*opium* qui, dans cette méthode mixte de traitement, joue le principal rôle, est aussi l'agent thérapeutique le plus souvent usité par le plus grand nombre de médecins, en 1854, comme dans les épidémies antérieures. Quelques praticiens en sont prodigues, et prétendent qu'à hautes doses, il a une grande efficacité. D'autres, tout aussi exagérés en sens inverse, le rejettent absolument comme un moyen infidèle et dangereux. Le plus grand nombre, et avec plus de raison, en usent avec mesure, et justifient cette modération dans l'emploi de l'opium durant la période algide, par l'intention de prévenir des phénomènes d'intoxication médicamenteuse quand l'absorption se ranime dans la deuxième période.

M. le docteur Garnier, de Dampierre, pousse même cette crainte assez loin pour admettre comme possible « qu'on ait enterré bien des individus vivants, en léthargie d'opium, dont on fait, dit-il, un si déplorable abus dans le traitement du choléra. »

Ipécacuanha. — A l'ensemble des moyens composant le traitement mixte un certain nombre de praticiens (20 environ) ont, avec des résultats divers, associé comme adjuvant, l'*ipécacuanha*, soit d'une manière habituelle, soit pour remplir exceptionnellement une indication dominante réclamée par un état saburral plus ou moins prononcé. M. le docteur Julien recommande cet agent thérapeutique à haute dose (2 grammes au début) comme déterminant une excitation de l'estomac qui réagirait favorablement sur le système nerveux, et il pense que, si d'autres médecins n'ont pas obtenu de succès, c'est qu'ils ne l'ont pas donné à dose assez élevée.

M. le docteur Julien ne nous fait pas connaître les résultats de sa pratique, mais plusieurs de nos rapports donnent des statistiques peu encourageantes :

Nos 156.	90	morts sur	170	malades.
127.	71	—	123	—
140.	2,053	—	3,500	—
13.	40	—	60	—
12.	20	—	27	—
1.	235	—	300	

Évacuants. — D'autres, en plus petit nombre, ont employé la *méthode évacuante*, soit comme moyen prophylactique, soit seulement au début de la maladie, soit comme base principale du traitement, sans repousser toutefois quelques moyens accessoires qui, à nos yeux, ne sont pas sans importance. La plupart administraient simultanément les *vomitifs*, parmi lesquels le plus souvent l'ipécacuanha, beaucoup plus rarement l'émétique et les *purgatifs*, notamment les laxatifs salins, tel que le sulfate de soude, plus rarement le calomel.

Quelques-uns regardent les vomi-purgatifs comme un traitement spécifique de la *première période* et pensent que leur emploi doit toujours précéder l'emploi des opiacés. Quelques autres, en petit nombre du reste, à l'exemple de M. le docteur Gorlier, vantent les *purgatifs* employés sur la plus large échelle, même comme *moyen prophylactique.*

Parmi les partisans les plus ardents de cette méthode se place M. le docteur Martineau, de Meaux, qui dit avoir purgé plus de 6 à 700 malades de tous les âges, de divers tempéraments, et n'en avoir pas vu un seul atteint du choléra. Que penser de cette affirmation, lorsqu'il est avéré pour beaucoup d'autres médecins que nombre de fois l'administration d'un purgatif a été suivie du développement du choléra ! Et quand M. le docteur Martineau ajoute qu'il n'a pas perdu plus d'un cholérique sur 10, nous craignons que ses souvenirs ne le trompent et nous aimerions mieux des relevés exacts, comme aussi nous voudrions que l'auteur fît la part qui revient aux moyens propres à amener la réaction et qu'il employait simultanément chez ses malades.

Contrairement à ces partisans fanatiques de la méthode évacuante, M. le docteur Jacquinot attribue à la médication par les vomitifs et les purgatifs le chiffre élevé des victimes, et il ajoute que, par l'emploi de 25 à 60 centigrammes d'opium dans une décoction de riz, de l'eau froide pour boisson, le rhum et un vin généreux, dans l'algidité, et une caléfaction externe énergique, il aurait *constamment sauvé ses malades*. Nous ne pouvons admettre une semblable proposition, et nous aimons mieux accuser l'auteur d'un défaut de mémoire que de toute autre intention plus répréhensible chez un médecin digne de ce nom.

Antispasmodiques. — Parmi les *antispasmodiques*, c'est l'*éther* qui a été le plus généralement usité. Quelques praticiens ont aussi employé avec avantage le *chloroforme*, administré en potion, à la dose de 12 à

15 gouttes; ce médicament a donné de bons résultats contre les vomissements et la douleur épigastrique.

Excitants cutanés. — Quant aux moyens destinés à produire une *excitation* salutaire *à la peau*, et à maintenir la circulation du sang à la périphérie du corps, outre les *sinapismes*, les *frictions* sèches, les mélanges ammoniacaux et l'essence de térébenthine, qui constituent les agents les plus généralement usités, le docteur Lecadre a employé les *bains d'air chaud* administrés à l'aide d'un simple tuyau de poêle coudé, conduisant sous les couvertures l'air qui s'élève soit d'un réchaud, soit d'une lampe à alcool; d'autres ont eu recours aux *briques chaudes* placées dans le lit des malades, pour maintenir ou rétablir la chaleur vitale et empêcher le refroidissement des cholériques : plusieurs praticiens, enfin, ont mis en usage l'*urtication* comme l'un des moyens les plus simples pour opérer à la périphérie du corps une stimulation salutaire, par l'éruption spéciale que détermine sur la peau le suc âcre de l'ortie.

Froid à l'intérieur. — L'emploi du *froid à l'intérieur* sous forme de boissons fraîches, d'eau glacée, ou de la glace pilée ou en fragments, est non-seulement un des moyens *adjuvants* les plus usités par les médecins qui l'emploient concurremment avec les opiacés, les révulsifs, etc., mais il constitue, pour plusieurs, la médication la plus efficace et, pour quelques-uns même, la base essentielle du traitement.

Un seul auteur rejette l'eau froide comme ayant l'inconvénient de retarder la réaction généralement considérée comme désirable et salutaire par tous les médecins, à l'exception d'un seul qui prétend que la réaction ne serait jamais que le résultat d'un « traitement incendiaire ».

M. Monot rapporte 16 cas de succès obtenus en laissant, pour tout traitement, les malades boire de l'*eau froide* à leur guise.

Le docteur Laboullaye cite aussi plusieurs malades qui se sont guéris en ne buvant que de l'eau ou en ne prenant que de la glace.

Enfin on sait que l'excellent docteur Tourette préconisait l'eau froide prise en abondance comme le seul et le vrai traitement du choléra, et il a payé de sa vie la conviction d'une idée malheureusement trop exclusive.

Eau froide intùs et extrà. — Quelques médecins employaient l'*eau froide* et la glace à la fois *intùs et extrà* dans les cas graves: ainsi, en même temps qu'il administrait la glace et l'eau froide à l'intérieur, le docteur Millon appliquait encore l'eau froide et l'eau glacée à la région épigastrique; c'est, dit-il, le traitement dont il aurait eu le plus à se louer.

Enfin le docteur Dumas, de l'Aude, employait à la fois de larges cataplasmes froids sur toute la surface abdominale; l'eau froide en *boisson* et en *lavements;* la chaleur et les sinapismes sur les membres inférieurs. Sur 200 malades soumis à ce traitement, « un seul, dit-il, mourut dans la période algide; 20 succombèrent après la réaction et 179 guérirent ! »

Sulfate de quinine. — Le *sulfate de quinine*, l'un des agents les plus précieux dont la thérapeutique dispose, et le moyen le plus efficace contre les affections paludéennes, pouvait inspirer confiance pour le traitement du choléra, aux médecins qui inclinent à voir dans cette maladie une espèce particulière de fièvre pernicieuse.

Employé avec succès comme moyen prophylactique par M. le docteur Armieux, de la Corse, il n'a plus eu d'effet salutaire apparent contre le choléra une fois bien déclaré, et la plupart des praticiens se sont bornés à y recourir dans le cas où les symptômes ont présenté une intermittence plus ou moins marquée.

Le sulfate de quinine, dit le docteur Causard, de Châtillon-sur-Seine, nous a été d'un grand secours quand, après la réaction, le choléra prenait le caractère de fièvre cérébrale ou pernicieuse (1,323 décès sur 32,512 habitants).

Sulfate de strychnine. — Dans le but de réveiller l'action du système nerveux regardé comme sidéré, 35 médecins ont eu recours soit au *sulfate de strychnine*, soit, beaucoup plus rarement, à la *noix vomique.* Sur ce nombre, deux ne s'expriment pas quant aux résultats obtenus; six disent avoir eu à se louer de l'emploi de ce médicament, et l'un d'eux, M. le docteur Goudot, de la Haute-Saône, fait honneur à la strychnine de ses plus grands succès (sa statistique donne 99 décès sur 185 malades) !

Dans les cas légers, le docteur Bocamy, de Perpignan, pense que le sulfate de strychnine, détermine quelquefois des modifications heureuses dans le caractère des évacuations et calme les crampes et les vomissements; mais il considère ce médicament comme peu efficace et sans action appréciable dans l'état algide bien établi.

26 de nos correspondants n'énoncent, au contraire, que des insuccès ou des revers, et plusieurs ajoutent que ce médicament a souvent déterminé des accidents graves, et parfois hâté d'une manière évidente la terminaison fatale.

Le docteur Dumas, de l'Aude, dit que les 35 premières personnes atteintes et traitées par les excitants et le sulfate de strychnine succombèrent.

Le docteur Lafaye, de l'Hérault, sur 24 malades qui ont pris le sulfate de strychnine dans la période algide, en a vu mourir 20 au bout d'un temps plus ou moins long.

Le docteur Avisard, de l'Aube, sur 6 cas a compté 6 morts.

Le docteur Michel, de Gap, dit que ce médicament a toujours échoué; et il ajoute même que, lorsque la réaction avait lieu, des effets fâcheux ont été observés sur le système nerveux.

« Chez un malade traité par la strychnine et qui venait de franchir heureusement la période algide, le docteur Vial, de Saint-Étienne, a vu se manifester des secousses tétaniques bientôt suivies de mort.»

Valérianate de zinc. — Quant au *valérianate de zinc*, vanté avec enthousiasme par M. le docteur Ourgaud, de Pamiers, M. le docteur Bocamy n'a pas eu à constater les effets merveilleux de ce spécifique. Loin de là, il n'a eu aucun succès entre les mains de M. le docteur Cazaintre, de Limoux ; M. le docteur H. Gintrac n'a compté que des revers (14 essais, 14 décès) ; et « après 42 insuccès sur 42 malades traités par ce médicament, M. le docteur Bonnans a dû revenir à une médication plus rationnelle. » Enfin sur 24 malades soumis au valérianate de zinc (à la dose de 0,30,) dit encore l'auteur d'une lettre adressée à l'Académie sous le n° 1769, 3 seulement ont survécu, et encore ils devaient leur salut à des vomissements incessants.

Moyens divers internes. — Outre les moyens que nous venons d'énumérer, il est un certain nombre d'autres agents mis en usage par divers praticiens, soit comme moyen empirique, soit comme moyen rationnel pour répondre à une indication déterminée ; mais ils ont été trop rarement employés pour qu'il soit possible d'en porter un jugement fondé ; tels sont :

Les *alcalins* plus récemment préconisés par M. Baudrimont pour maintenir la fluidité du sang; l'eau minérale naturelle de Luxeuil, l'*a*-

cide sulfurique employé en limonade d'après la formule du docteur Worms ; la *décoction d'ail*, l'infusion de *café* comme stimulant ; l'*ammoniaque* liquide dans une potion en remplacement de l'acétate d'ammoniaque ; l'*alcool camphré* (37 morts sur 40 cas de choléra bien constatés) ; l'*esprit de camphre ;* l'*acide arsénieux ;* la *belladone ;* le *calomel* à doses fractionnées ; l'*iodure de potassium.*

Quelques auteurs, frappés de la fréquence des vers lombrics trouvés dans les selles ou les vomissements, ont été amenés à donner les *vermifuges* comme moyen prophylactique. MM. Roussel et Gouriet (élevés en médecine, dans l'Yonne), se demandent si les anthelminthiques ne devraient pas être au premier rang de la thérapeutique du choléra ! !

M. le docteur Paris recommande les *inspirations d'oxygène ;* et le docteur Raphaël les *inhalations* de *vapeurs de térébenthine.* M. Mornac dit avoir, dans quelques cas, employé avec succès le *nitrate d'argent en lavement.*

Enfin M. le docteur Metzger a mis en usage les *frictions mercurielles* en même temps que le calomel à l'intérieur ; et plusieurs autres ont appliqué de larges *vésicatoires* sur l'abdomen.

Ajoutons que, dans les diverses médications employées avec plus ou moins d'avantage, les résultats favorables obtenus ne sont pas l'œuvre unique des agents de la matière médicale, et qu'une grande part de succès revient aux moyens hygiéniques mis concurremment en usage, et notamment aux divers moyens de réchauffement des malades.

Quelques médecins même placent ces moyens en première ligne et en font la base du traitement sous le nom de *sudo-caléfaction :* ainsi le docteur Germain, de Poligny, entoure ses malades de briques chaudes, de bouteilles d'eau, de sachets de son chaud, etc., pendant 15 à 20 heures ; et « si ce traitement n'est pas employé trop tard, dit-il, la guérison serait la règle et la mort l'exception ; » les statistiques qu'il donne du chiffre comparatif des guérisons et des décès, selon que les malades ont été traités par cette méthode ou par divers agents thérapeutiques, témoignent au moins de l'avantage qu'il y a d'empêcher la déperdition de la chaleur vitale : 33 cholériques cyanosés, traités par des méthodes curatives diverses, donnent 25 décès et 8 guérisons ; 9 cholériques, au même degré de gravité que les précédents, traités par la caléfaction, donnent 8 guérisons et un seul décès.

Homœopathie. — L'*homœopathie* a été employée aussi en plusieurs endroits avec ses prétendus succès dans le genre de ceux constatés en 1849 à la Salpêtrière et en 1855 à Marseille (hélas!).

Voici les renseignements qui nous sont fournis à ce sujet par deux rapports sur l'épidémie de 1854 :

« Dans la commune de D.... (1), dit le docteur L...., de B...., l'épidémie, qui a commencé le 29 juillet, avait attaqué, le 16 septembre, 32 personnes dont 17 femmes et 15 hommes. De ces 32 malades, 16 ont eu le choléra parfaitement caractérisé. *Ces 16 cholériques traités homœopathiquement* par le docteur D.... ont donné 14 décès : (6 hommes et 8 femmes). »

« La mortalité, dit le docteur V..., de S...., fut effrayante dans les premiers moments de l'invasion épidémique ; les chiffres, très-élevés d'abord, s'abaissèrent en peu de jours. L'homœopathie seule prétendit avoir opéré des miracles : sur 121 cholériques, trois seulement ont résisté à sa puissance... Toutefois *les registres de l'état civil prouvent que les certificats mortuaires du représentant d'Hanemann dans le pays étaient au moins aussi nombreux que ceux des autres médecins ; ces deux faits si contradictoires en apparence sont pourtant faciles à expliquer : tous les malades guéris par l'homœopathie étaient affectés du choléra ; tous ceux qu'elle perdait succombaient à la fièvre typhoïde. De pareils traits n'ont pas besoin de commentaires ; ils prouvent que le côté moral de la doctrine ne vaut pas mieux que le côté scientifique.* »

Non-absorption.— En présence du peu de succès obtenus par les divers médicaments internes, plusieurs médecins en sont venus à douter de l'absorption des agents thérapeutiques dans le cours de la maladie, et quelques-uns même ont cru pouvoir soutenir l'abolition complète, pendant la période algide, de l'absorption par des surfaces naturelles. Tels sont MM. Vernois, Duchaussoy et M. le docteur Deroy, de Beton-Bazoches, qui réclame la priorité de cette découverte. Ce dernier médecin déclare que dans la période algide chez les malades gravement atteints, il n'a jamais observé que les médicaments administrés à quelque dose que ce soit aient en rien modifié la maladie. Sur 18 malades qu'il a traités par le sulfate de strychnine selon la méthode de M. Abeille, et dont 8 seule-

(1) Nous supprimons les noms pour ne pas causer de froissements inutiles à l'occasion de faits dont nous ne sommes pas garants.

ment ont été sauvés, M. Deroy n'a jamais observé d'effets physiologiques appréciables; et, enhardi par ce résultat, il a, dit-il, administré dans l'état algide des doses *vraiment fabuleuses* de strychnine soit par l'estomac, soit par la peau, sans remarquer le moindre changement physiologique et pathologique chez aucun de ses malades.

De ces faits et d'autres expériences avec d'autres médicaments, M. le docteur Deroy a cru pouvoir conclure à la *non-absorption* des médicaments dans cette période de la maladie.

Nous ne pouvons admettre ces conclusions dans ce qu'elles ont d'absolu, et nous considérons comme dangereuses les expériences sur lesquelles se fonde M. le docteur Deroy ; témoin les remarques de plusieurs médecins cités plus haut sur les accidents produits par la strychnine et les secousses tétaniques observées chez quelques malades au moment de la réaction.

Nous concédons que l'absorption est grandement diminuée dans la période algide, mais elle n'est point absolument supprimée, et le rétablissement de la circulation du sang momentanément ralentie, presque arrêtée dans le système vasculaire, démontre péremptoirement qu'une certaine quantité d'eau a été absorbée dans l'intestin et versée dans le torrent de la circulation sanguine.

Il en est de même de l'absorption du tégument externe « chez plusieurs cholériques à qui l'on avait fait des frictions avec la térébenthine pendant la période algide ; M. le docteur Jobert, de Guyonvelle, a retrouvé dans l'urine rendue après la réaction une odeur de violettes bien caractérisée. »

Lorsque les sinapismes ou les vésicatoires ont été appliqués, le résultat, dit aussi le docteur Rotureau, était plus long à se produire ; mais il n'a jamais ou presque jamais manqué : toujours il y a eu rougeur des parties par les sinapismes, à l'instant où on les enlevait. Toujours l'épiderme s'est détaché sur les vésicatoires appliqués dès le commencement, et levés pendant que la période algide était encore marquée. Je ne partage donc point, dit-il en terminant, l'opinion de ceux qui nient absolument l'absorption de la peau dans la première période du choléra.

Diversité des résultats obtenus selon la gravité des cas, l'âge des malades. — Quelles qu'aient été les médications mises en usage, les résultats ont été généralement tristes, en 1854 comme dans les épidémies antérieures ; et la *mortalité*, prise en masse, oscille le plus souvent autour du chiffre de 50 décès pour 100 malades.

Quand la proportion des morts n'est que du tiers des malades pour toute la durée d'une épidémie, elle peut être considérée comme un résultat très-satisfaisant au moins jusqu'à ce jour ; et quand ce chiffre descend plus bas encore (1), ce sont des faits exceptionnels, qui jamais ne se prolongent, ce sont de ces veines heureuses qui ne peuvent servir de règle.

Il est en effet peu de statistiques sérieuses, parmi celles qui ont été adressées à l'Académie, qui atteignent une limite aussi favorable. Nous disons *statistiques sérieuses ;* car il en est qui donnent des résultats par trop merveilleux : l'un dit n'avoir perdu qu'un malade sur 93 ; l'autre dit n'avoir pas perdu de malades et accuse les traitements de ses confrères des décès.

Nous ne pouvons accorder aucune confiance à de semblables documents, ni ajouter aucune foi à de telles assertions. Ces gens oublient leurs insuccès ou les déguisent, ou comptent comme choléra les moindres cholérines. Que de fois, en effet, n'avons-nous pas entendu ces affirmations faites avec une apparence de conviction profonde et cruellement démenties par l'épreuve et l'expérience !

Oui, nous le répétons, le nombre des victimes est malheureusement à peu près la moitié des malades. Trop souvent même la mortalité dépasse cette proportion et atteint quelquefois le chiffre de 60, de 75 et même de 80 pour 100 (2).

(1) Le mémoire n° 122 énonce 13 morts sur 50 malades = 26 p. 100 environ.

169	—	64	—	284	—	= 22	—
2	—	48	—	220	—	= 21	—
198	—	33	—	180	—	= 20	—
48	—	11	—	104	—	= 10	—
204	—	13	—	162	—	= 8	—

(2) Le mémoire n° 129 donne 17 décès sur 30 malades = 56 p. 100 environ.

42	—	123	—	214	—	= 57	—
161	—	26	—	45	—	= 58	—
38	—	22	—	35	—	= 63	—
13	—	40	—	60	—	= 66	—
124	—	505	—	739	—	= 68	—
175	—	70	—	100	—	= 70	—

Influence de l'intensité des cas sur la proportion des guérisons. — Pour bien juger soit la léthalité du choléra d'une manière absolue, soit les influences de la médication, il est indispensable de faire des *catégories* et de partager au moins les malades en *cas légers* et en *cas graves*. Les résultats, en effet, sont généralement désastreux chez les premiers et comparativement bien plus favorables chez les seconds. Ainsi en Corse dans l'arrondissement de Calvi, il y a eu 587 individus influencés par l'épidémie, et 77 cas de choléra confirmé : sur ce dernier nombre, 34 cas graves ont donné 22 décès, et 43 cas légers ont fourni 7 décès seulement.

Dans l'asile d'aliénés de Dôle, M. le docteur Vonon signale les résultats suivants :

Cas très-graves :	28 malades.	22 décès.
Cas graves :	22 —	10 —
Cas moyens :	25 —	1 seul décès.
	75 malades.	33 décès.

Ce qui prouve encore que la proportion varie selon que les relevés comprennent à la fois les cas graves, les cas légers et même les cholérines, ou selon que l'on tient compte seulement des cas de choléra confirmé, c'est que sur un total de 67 malades M. le docteur Bossion (Seine) n'a que 27 décès ; mais qu'en les subdivisant, on trouve 17 décès sur 21 cas graves, 8 décès sur 20 cas moyens et 2 décès seulement sur 26 cholérines.

Ce qui tend à démontrer enfin que certaines statistiques englobent en masse les cas de choléra, de cholérine et de diarrhée, c'est le relevé consigné à la fin du rapport de M. le docteur Bucquoy, de Peronne, qui signale 1039 malades et seulement 360 décès, tandis que dans le cours de son travail M. Bucquoy dit que *plus de la moitié* des individus atteints de choléra confirmé ont succombé à la maladie.

Influence de l'âge. — L'*âge* est aussi un des principaux éléments dont

Le mémoire n° 52	donne	10 décès	sur	14 malades	= 72	p. 100.
12	—	20	—	27	—	= 74	—
173	—	3	—	4	—	= 75	—
3	—	85	—	110	—	= 77	—
1	—	235	—	300	—	= 78	—
100	—	82	—	101	—	= 81	—

il faut tenir compte dans l'appréciation des résultats obtenus : le plus habituellement, en effet, le chiffre proportionnel des décès par rapport à celui des malades est moindre dans la jeunesse et dans la période moyenne de la vie, que dans l'enfance et dans la vieillesse, qui offrent moins de résistance aux atteintes du mal.

« Les deux extrêmes de la vie, dit le docteur Arnoux (Haute-Marne), ont fourni proportionnellement une mortalité beaucoup plus considérable que l'âge moyen. Ainsi sur un total de 101 décès, il y a eu 16 enfants ayant moins de 6 ans, et 22 vieillards ayant plus de 60 ans. »

Dans le village de Diève (Meuse), 35 malades ont fourni 13 décès dont 6 vieillards et 3 enfants (docteur Passerini).

A Chaumont (Haute-Marne), le maximum de la mortalité a eu lieu de 50 à 70 ans, et le minimum de 10 à 20 ans (docteur Vergne).

Dans les arrondissements de Vesoul et de Gray, la mortalité a porté surtout sur les vieillards (docteur Simonin).

Dans la Haute-Garonne, les décès, comme partout, ont frappé dans une grande proportion la partie âgée de la population (docteur Millon). Dans l'arrondissement de Mirecourt, sur 2,907 individus morts du choléra, 760 avaient plus de 60 ans (docteur Masson) et, dans la Haute-Saône, au rapport de M. le docteur Michel, le maximum de la mortalité s'est trouvé au delà de 60 ans : sur 15 cholériques ayant dépassé cet âge il n'y a eu qu'une guérison.

Certaines *conditions*, même *physiologiques*, paraissent avoir influé sur la proportion relative des décès.

Chez les nourrices, dit le docteur Michel (Hautes-Alpes), le choléra algide, sauf une seule fois, a été constamment suivi de mort ; et selon le docteur Jobert, de Guyonvelle, le plus grand nombre des femmes enceintes prises du choléra ont succombé à la maladie.

Il est presque superflu d'ajouter que, partout à peu près, le chiffre proportionnel des décès comparativement à celui des malades, s'est élevé en raison de l'absence de toutes les ressources de l'hygiène.

Comme *considération générale* sur le traitement du choléra, disons que beaucoup de médecins, voyant l'insuccès de leur premier traitement, ont successivement employé des méthodes diverses selon les indications qui leur paraissaient dominantes, et la plupart en sont revenus aux moyens les plus simples et les plus rationnels en proclamant la nullité des prétendus spécifiques.

Les uns sont pleins de confiance dans la thérapeutique, surtout de celle qu'ils ont préconisée ; et nous avons été témoin de maintes illusions, de maintes convictions, ayant toutes les apparences de la sincérité, que la statistique et l'expérience ont cruellement démenties. Nous avons vu, par exemple, ce qu'il en est des prétendus succès invariables des purgatifs, du valérianate de zinc, de l'eau froide. C'est une illusion semblable assurément qui fait dire à M. le docteur Stock, de Saint-Avold, que l'épidémie diminue aussitôt qu'elle est attaquée vigoureusement.

D'autres, au contraire, en présence des ravages que fait, en certains moments, cette maladie qui semble se jouer de tous les efforts de l'art, se sentent découragés, et, ne sachant plus à quelle méthode donner la préférence, reconnaissent qu'aucun traitement n'a eu de succès notables, et avouent avec dépit que toutes les médications ont donné à peu près les mêmes résultats ; qu'aucune méthode n'est supérieure aux autres, une fois le choléra confirmé ; qu'il n'y a rien d'absolu dans les indications et que le mieux est peut-être de suivre les instincts du malades.

D'autres avouent avec regret que le traitement est peu efficace dans les cas graves, et au fort de l'épidémie ; et quelques-uns, plus découragés encore, en voyant que tous les malades atteints de choléra violent sont morts, expriment la pensée que l'on n'a d'action que contre les accidents prémonitoires et regardent toute médication comme inutile quand le choléra est parvenu à son summum d'intensité.

Nous ne pouvons partager ni l'absolue confiance des uns ni l'excès de découragement des autres. Nous admettons les incertitudes inhérentes à cette maladie insidieuse, étrange dans ses allures et dans ses effets ; mais nous ajoutons que si, d'une part, on n'est jamais sûr de sauver un individu en apparence légèrement frappé, il ne faut d'autre part jamais désespérer absolument de tel autre dont l'état semblerait sans ressource.

Nous reconnaissons encore ce fait proclamé par d'autres auteurs, que les résultats, dans les cas particuliers, varient avec la gravité ou la bénignité générale de l'épidémie ; et que le succès est le plus souvent là où est l'aisance, là où la population est saine et vigoureuse, et que l'insuccès accompagne habituellement les conditions inverses.

Nous nous rangeons aussi à l'avis des médecins en grand nombre qui admettent que les succès dépendent surtout de la promptitude des secours de la médecine : attaquer le mal à son origine est, selon beaucoup d'entre eux, le point capital ; et c'est en combattant la diarrhée, dès son début, c'est en arrêtant le développement de la maladie dans ses premières manifestations, qu'on peut en atténuer le plus sûrement les ravages. Plusieurs médecins constatent, en effet, que les malades traités dès le début ont été généralement sauvés. « Savoir combattre la diarrhée prémonitoire, c'est, dit le docteur Royer, de l'Yonne, avoir la vaccine du choléra. »

Mais l'ignorance, l'incurie, une coupable insouciance, font que les secours de la médecine sont rarement invoqués dès le début, parce que la diarrhée initiale ayant lieu sans douleur, sans fièvre, sans perte d'appétit, laisse les individus dans une funeste sécurité, jusqu'à ce que se déclarent les accidents graves du choléra confirmé, et le plus souvent alors les sources de la vie se trouvent taries et le mal est sans remède.

Traitement préventif ; mesures d'hygiène. — C'est en raison de la grande mortalité du choléra, du peu de succès de la thérapeutique contre la maladie confirmée, qu'un grand nombre de médecins parmi ceux qui ont envoyé des travaux à l'Académie, en sont venus, les uns à fonder de meilleures espérances sur la *prophylaxie*, les autres à placer le traitement préventif au premier rang, quelques-uns à ne voir de condition de salut que dans les *mesures hygiéniques* destinées à préserver les personnes et les localités menacées par le fléau.

Plusieurs auteurs justifient la valeur qu'ils attachent à la prophylaxie en citant des faits qui démontrent l'efficacité des moyens de préservation.

Ce qui prouve l'importance des préceptes hygiéniques, dit le docteur Martin Duclaux (Haute-Garonne), c'est que « partout, et dans toutes les familles qui les ont observés, on a été complétement exempt de la maladie, ou elle a été plus légère. Je crois donc, ajoute-t-il, qu'on peut dire de notre épidémie : a le choléra qui veut. » — Nous n'oserions pas en dire autant, tout en reconnaissant l'excellence d'une prudente hygiène.

Parmi les moyens les meilleurs et les plus faciles à mettre en pratique, les rapports signalent la propreté, l'aération et la ventilation, et le docteur Baduel, de Sèvres, cite le fait suivant comme preuve de l'efficacité de ces moyens de renouveler l'air et d'en entretenir la pureté :

« Des hommes appartenant au même régiment sont casernés moitié à Saint-Cloud, moitié à Sèvres. L'auteur, chargé du service médical de la caserne de Sèvres, fait tenir les fenêtres ouvertes tout le jour ; et pendant les chaleurs, celles qui sont exposées au midi restent ouvertes toute la nuit. A Saint-Cloud la caserne est située dans un bas-fond et la disposition des fenêtres ne permet pas d'établir des courants d'air. Pendant l'épidémie, la caserne de Sèvres n'a pas eu un seul cas de choléra. Le caserne de Saint-Cloud en a eu 34 et 14 décès. »

Aux divers moyens d'empêcher la viciation de l'air par le défaut de renouvellement, beaucoup de médecins conseillent d'ajouter la désinfection des maisons menacées, surtout de celles déjà envahies, par les divers agents dont la chimie dispose, et M. le docteur Letellier, d'Amance, voudrait qu'on évacuât les habitations où il y aurait eu des cholériques pour n'y rentrer qu'après une aération et un nettoyage complets.

Plusieurs insistent spécialement sur la désinfection des matières rejetées par les choleriqnes et des linges souillés par les excrétions morbides (Durand, de Nemours; Simonin, de Gray).

Quelques-uns conseillent la désinfection en grand soit par les feux de houille (1), soit par la poudre de mine. A l'appui de l'utilité des vastes combustions le docteur Metzger cite ce fait que dans le village de Thiénant « l'épidémie a presque disparu après un incendie qui a consumé plusieurs maisons. »

A côté des moyens capables de modifier l'air, d'en entretenir la pureté et d'y détruire les germes malfaisants, plusieurs auteurs signalent l'utilité de l'isolement des cholériques ; l'importance de ne pas introduire de cholériques dans les hôpitaux ordinaires ; les avantages de la dissémination des individus contaminés, et le docteur Thomas, de la Haute-Marne, conseille le transport des malades sur les hauteurs. D'autres verraient une excellente mesure dans l'éloignement des populations des lieux infectés, et le docteur Germain, de Poligny, cite les bons effets de l'émigration sur les lieux élevés.

(1) A la saline de Gouhenans, dit le docteur Thirion, on avait allumé des feux de houille aux quatre coins ; il n'y a pas eu de décès.

Enfin parmi les mesures prophylactiques, une de celles qui paraît avoir aux yeux de plusieurs médecins l'importance la plus grande, consiste dans les visites préventives destinées à prescrire les mesures d'hygiène les plus indispensables concernant les individus et les habitations, et à découvrir les malades dont l'incurie habituelle menacerait l'existence d'une manière plus ou moins prochaine.

Les bons résultats que cette mesure a produits à Londres, en constatent l'opportunité ; sur plus de 43,000 individus trouvés atteints de diarrhée et soignés à temps, 58 seulement furent pris de choléra grave malgré le traitement.

Inhumations précipitées. — Disons, pour clore l'analyse des rapports concernant le choléra de 1854, que la possibilité de l'enterrement de malades en état de *mort apparente*, n'a point passé inaperçue ; et le docteur Michel, de Strasbourg, voudrait qu'on «établît dans chaque cimetière une salle de dépôt des morts pour éviter les graves inconvénients des inhumations précipitées (1). »

EPIDÉMIE DE 1865.

Dix ans s'étaient écoulés depuis la cessation de l'épidémie dont nous venons de retracer le tableau, quand le choléra-morbus fit, dans l'année 1865, une nouvelle irruption en Europe, et visita la France pour la quatrième fois.

Invasion. — Développement et marche de l'épidémie. — Tandis que, dans les trois premières grandes épidémies, le mal nous était venu par le nord-est, cette fois c'est par le sud qu'il fit son apparition dans nos contrées : au mois de juin le choléra éclate à Marseille. Bientôt après il envahit le département du Rhône. Au mois d'août les rapports originaux le signalent dans la Saône-et-Loire. — En septembre, il apparaît dans les

(1) Après l'achèvement de ce rapport, dont la rédaction nous a coûté beaucoup de temps par le désir que nous avions de donner de tous les travaux originaux une fidèle analyse, il nous est arrivé encore un grand nombre de notes, de mémoires, etc., dont nous n'avons pu tenir compte ; car notre travail eût été incessamment à recommencer.

départements de la Seine et de Seine-et-Oise, dans la Drôme, l'Hérault, la Haute-Marne, la Savoie et les Pyrénées-Orientales.

Le mois suivant il se manifeste dans l'Allier, l'Eure-et-Loir, l'Oise, l'Aisne, la Seine-Inférieure, la Moselle et le Pas-de-Calais.

En novembre il éclate dans l'Orne, la Manche, le Tarn-et-Garonne et les Vosges, en disparaissant de l'Allier, de l'Hérault, de l'Eure-et-Loir et de la Haute-Marne.

En décembre, enfin, il gagne le Finistère et le Calvados, en persistant encore dans plusieurs des départements envahis pendant les trois mois précédents, et sévit avec violence à Cherbourg durant les mois les plus rigoureux de l'hiver.

Dans le courant de l'année suivante, le mal, qui partout ailleurs semblait assoupi, se réveille à Paris avec les chaleurs de l'été, fait en juin et juillet les plus cruels ravages dans la ville d'Amiens, se prolonge pendant l'arrière-saison dans le nord-ouest de la France et ne disparaît complétement qu'à la fin de 1867, après avoir envahi un nombre de départements plus restreint et causé un chiffre de mortalité beaucoup moins considérable que celui des épidémies précédentes.

Parmi les documents nombreux (1) qui sont parvenus à la commission

(1) Ces documents, non compris beaucoup d'autres, transmis trop tardivement aux bureaux de l'Académie, se composent de 32 rapports manuscrits plus ou moins étendus, et de 89 pièces diverses, manuscrites ou imprimées sur différents points spéciaux relatifs au développement, à la propagation, à la nature du choléra; de recettes, moyens thérapeutiques et traitements préventifs et curatifs de la maladie, de considérations sur les mesures de prophylaxie publiques à opposer au développement des épidémies cholériques.

Parmi les travaux du premier groupe, nous devons placer en *première ligne :*

1° Un travail très-complet et très-méritant de M. le docteur Calvy sur l'épidémie de Toulon; 2° un remarquable rapport de M. le docteur Perrochaud, de Boulogne, accompagné de plusieurs cartes très-intéressantes;

Signaler comme *très-bon* le rapport de M. le docteur Bourguet sur les épidémies cholériques observées dans l'arrondissement d'Aix;

Et mentionner comme dignes d'estime, le rapport du docteur Braye sur le choléra de la ville d'Arles; celui du docteur Rimbert sur l'épidémie cholérique dans plusieurs communes d'Eure-et-Loir; celui du docteur Dehée sur le choléra de l'arrondissement d'Arras; celui du docteur Carret sur l'épidémie observée de l'arrondissement de Chambéry, et celui de M. le docteur Carrière sur le choléra de Raon-l'Étape.

Parmi les documents du deuxième groupe, nous mentionnerons comme particulièrement dignes d'éloges : le mémoire de M. Langaudin sur la contagion du choléra, et la brochure de MM. Sirus-Pirondy et Fabre sur le choléra de Marseille.

du choléra sur l'épidémie de 1865, il en est assurément plusieurs qui sont, à tous égards, dignes d'intérêt ; mais de ceux-ci même on en compte peu qui contiennent autre chose que la reproduction de faits ou d'idées souvent déjà mis en avant ; il en est enfin, comme toujours, quelques-uns émanés surtout de personnes étrangères à la médecine, qui ne sont autre chose que des élucubrations plus ou moins bizarres n'ayant pas même, le plus souvent, le mérite de l'originalité.

Aussi, bien que nous ayons résumé la plus grande partie des travaux qui nous ont été confiés, nous n'avons pas jugé opportun de les soumettre à une analyse comparative de tous les points de la question. Conçu de la sorte, notre travail n'eût été, abstraction faite des dates et des lieux, qu'une reproduction de notre précédent rapport ; et nous nous sommes contenté d'extraire de ces nouveaux documents les faits les plus saillants et les plus dignes d'une mention spéciale.

Pour justifier cette manière de procéder, disons d'avance qu'à part son point d'arrivée en France et la direction qu'il a suivie, le choléra de 1865, envisagé dans sa généralité, ne présente avec celui des épidémies antérieures, aucune différence capitale : les divers documents que nous avons compulsés ne montrent ni dans es modes d'invasion, ni dans la forme symptomatique de la maladie, ni dans ses terminaisons, ni dans ses complications diverses, aucune particularité saillante. C'est pour ce motif sans doute qu'un certain nombre d'auteurs se sont attachés à pénétrer les points obscurs de la question, ou ont étudié avec un soin spécial ce qui concerne la prophylaxie publique et privée, tandis que d'autres, en raison du peu de succès des médications connues, se sont ingéniés à trouver des agents d'une plus grande efficacité.

L'influence de la *température* s'est montrée, dans l'épidémie de 1865, ce qu'elle a été dans les épidémies antérieures. Généralement, en effet, c'est durant la saison chaude que le mal a sévi avec le plus de violence : à Marseille à Toulon, c'est pendant l'été que le choléra fait le plus de victimes. Dans Paris, c'est d'abord à son début, en octobre 1865, puis lors de sa recrudescence en juin et juillet 1866, qu'il multiplie ses coups ; et c'est pendant ces deux mêmes mois qu'il fait, dans Amiens, de cruels ravages.

La ville de Cherbourg seule semble avoir fait exception. En effet, dit le docteur Loysel, l'épidémie cholérique prit à la *fin de décembre* des proportions inattendues.

Des faits de ce genre ont été observés dans d'autres temps, dans d'autres pays ; mais le docteur Loysel ne dépasse-t-il pas les limites d'une appréciation rigoureuse quand il ajoute : « loin de décroître comme celle de 1849 aux approches de l'hiver, l'épidémie semblait puiser, dans les conditions atmosphériques de cette saison, un aliment propice à son développement. »

Ces exemples prouvent uniquement que, quand le choléra éclate dans telle localité pendant l'hiver, il *peut* y faire autant de mal qu'à d'autres époques de l'année, et que la saison froide n'est pas *absolument* impropre à l'évolution de la maladie ; mais ils ne sauraient détruire ce fait beaucoup plus général que les chaleurs favorisent le développement du fléau qui tend à s'atténuer sous l'influence de l'abaissement de la température.

L'épidémie de 1865 a confirmé quelques observations, faites dans les épidémies précédentes sur l'immunité relative de certains endroits, sur l'étendue des ravages du mal dans des localités précédemment restées indemnes ou très-modérément éprouvées. Ainsi la ville d'Amiens qui, sur une population d'environ 50,000 âmes, n'avait compté que 165 décès dans l'épidémie de 1854, a vu, en 1866, s'élever à 1694 le chiffre des victimes, dont 1416 en juin et juillet.

D'autre part Lyon a été, en 1865 comme dans les épidémies antérieures, sensiblement ménagé : bien que plusieurs milliers d'habitants de cette ville aient été atteints de diarrhées séreuses et bilieuses, et que comme toujours les relations entre Lyon et Marseille aient été nombreuses et incessantes, le choléra confirmé est resté limité à de très-petites proportions.

« La ville de Lyon, dit le docteur Bouchet, a encore été, cette année, exempte de payer un tribut trop rude à l'épidémie. En 1849, le choléra avait été restreint à l'hôpital militaire. En 1854, ce fut plus sérieux puisqu'il y eut 525 décès ; une centaine seulement en 1855. Cette année, après dix ans, il y a eu 18 décès, preuve d'une cinquantaine de cas environ. Sous un rapport ce n'est rien ; mais pourtant, en rapprochant ces cas certains de l'épidémie diarrhéique cholériforme que j'ai signalée, on peut affirmer qu'il y a eu à Lyon comme des effluves cholériques, qui heureusement se sont éteints. »

Le réveil du choléra-morbus à Paris dans le mois de juin 1866, après un sommeil de 6 mois, semble indiquer que le germe du mal peut persister dans un point à l'état latent pendant un certain laps de temps, et s'y ranimer après une période d'hibernation plus ou moins longue, sous l'influence de causes occasionnelles adjuvantes, parmi lesquelles la chaleur semble jouer le principal rôle ; à moins que l'on n'admette que ce réveil du mal est dû à l'importation de germes nouveaux.

Quant à la diminution et à la cessation des épidémies cholériques dans une localité, M. le docteur Vinci, de Naples, en voit l'explication naturelle dans la diminution progressive des individus aptes à contracter le choléra, et, partant de cette idée, il donne le judicieux conseil aux émigrés d'un lieu contaminé, comme aux personnes qui n'ont point subi l'influence épidémique, de ne se rendre ou de ne revenir dans les endroits ravagés que plusieurs jours après la disparition des derniers cas particuliers.

Symptômes. — Ainsi que nous l'avons dit, le choléra n'a présenté dans ses caractères nosologiques aucune particularité nouvelle : la physionomie générale de la maladie a été la même que dans les épidémies antérieures.

Comme toujours la diarrhée initiale, dite *prémonitoire*, a constitué un prodrome, non pas constant, mais habituel, et qui, malgré d'assez nombreuses exceptions, signalées par divers auteurs, n'en conserve pas moins une importance considérable.

Rien de nouveau d'ailleurs à propos des évacuations. Notons seulement les recherches de M. Baudrimont d'après lesquelles l'albumine du sang, transformée en diastase, dans l'attaque cholérique, se retrouverait, dans les déjections alvines, mélangée à une matière analogue à la levûre de bière.

Rien de spécial, non plus, soit sur les formes de la maladie et l'intensité des symptômes, variant suivant les cas et les lieux, sous l'influence de causes diverses au milieu desquelles les conditions individuelles et locales ne jouent pas toujours un rôle parfaitement accentué, soit sur la gravité des atteintes et leurs divers modes de terminaison.

Étiologie. — Les conditions meilleures dans lesquelles se sont placées un grand nombre de localités et les mesures hygiéniques générales et individuelles adoptées par les populations instruites par l'expérience, paraissent avoir diminué le *nombre total* des cas; mais la proportion de mortalité n'a pas sensiblement varié comparativement à celle des épidémies antérieures; et l'on a pu voir dans une ville (celle de Paris par exemple) le choléra présenter une grande gravité pour un nombre assez considérable de cas particuliers, en même temps que le chiffre total des atteintes est resté néanmoins peu élevé.

Relativement à la prétendue immunité de certaines professions en présence du choléra, nous n'avons à signaler pour l'épidémie de 1865, comme pour les précédentes, que des faits *négatifs* ou *contradictoires*. C'est ainsi qu'on a voulu voir, dans l'inhalation des gaz qui se dégagent de la combustion de la houille, une influence salutaire et de préservation contre le choléra; et M. le docteur Créquy, médecin de la Compagnie du gaz, est venu démontrer par des chiffres que, dans l'épidémie de 1865, les ouvriers qui sont soumis quotidiennement à cette inhalation, ne sont en aucune manière plus réfractaires que les autres aux atteintes de la maladie.

Nature de la maladie. — Quant à la *nature* du choléra-morbus, plusieurs rapports reproduisent les tentatives faites depuis longtemps pour établir l'*identité* de la *fièvre intermittente*, de la *fièvre typhoïde* et du *choléra* (Dingé); l'analogie du mal indien avec les *fièvres paludéennes pernicieuses* (Bourgogne père); avec les *fièvres palustres à type contenu, la période algide étant composée d'une série d'accès sub-intrants* (Barth, de la Moselle); etc.

Nous ne reviendrons pas sur les objections que soulèvent ces idées spéculatives. Nous ne chercherons pas davantage à démontrer le peu de fondement de plusieurs autres propositions, mises en avant sans preuves, sans fondement réel, comme celle de M. le docteur Poggioli qui considère le choléra comme un manque ou une diminution d'électricité chez l'individu qui en est atteint. Et nous nous croyons en droit d'ajouter qu'en somme rien de scientifiquement nouveau n'a été établi sur la nature du choléra : aucune des démonstrations tentées n'est plus probante que celles qui se sont produites jusqu'alors; chacun, suivant sa doctrine de prédilection, ou suivant que telle ou telle manifestation morbide l'a frappé davantage, place, soit dans le système nerveux, soit dans le système sanguin, le siége d'une maladie qui peut avoir des analogies plus ou moins grandes avec telle ou telle autre affection du cadre nosologique, mais qui, en définitive, n'est *identique* avec aucune d'entre elles et constitue, nous le répétons, une entité morbide *sui generis* parfaitement bien définie.

Genèse. — Aucune théorie nouvelle n'a été proposée non plus, sur l'origine et la genèse du choléra-morbus; c'est tout à fait exceptionnellement que l'on invoque l'action cholérigène de miasmes infectieux développés localement (docteurs Sérée, d'Arette), une constitution médicale anomale (docteur Martinencq, de Grasse) ; la grande majorité des médecins reconnaissent toujours l'Inde comme le foyer primitif et le berceau de la maladie ; et le docteur Balaguer en place le principal foyer à Hydérabad, cité populeuse, où, sous un ciel brûlant, sont réunies toutes les causes d'insalubrité, toutes les mauvaises conditions hygiéniques des habitants capables d'engendrer les épidémies.

Le point d'origine du choléra dans l'Asie méridionale et son cheminement progressif à travers ce continent jusqu'en Europe n'ont été mis en doute par personne, pour la grande épidémie qui a envahi la France n 1832.

Il y a peu de doute aussi pour la provenance indienne de l'épidémie de 1859; et si celle de 1853 a eu l'apparence d'une recrudescence de germes mal éteints dans certaines contrées européennes, tels que le Nord et l'Est de l'Europe, l'épidémie de 1865 nous est de nouveau manifestement venue de l'Inde, et cette fois c'est par la voie de mer qu'elle a fait irruption dans nos contrées.

En mai 1865 les pèlerins, disciples de Mahomet, partis de tous les points de l'Islamisme, convergent en foule à la Mecque pour la fête du Beïram. Tant que la colonne indienne n'est pas venue, il n'y a pas de choléra; mais dès son arrivée, le mal se manifeste et se multiplie rapidement au milieu d'une population agglomérée dans les plus mauvaises conditions hygiéniques. Les fêtes terminées, les pèlerins s'embarquent en grand nombre à Djeddah, arrivent à Suez, puis à Alexandrie.

Avec leur venue, dit le docteur Colucci-Bey, la maladie éclate dans cette dernière ville, le 11 juin, à un moment où la santé du pays tout entier était parfaite. Il se concentre pendant quelques jours dans cette ville ; puis le 17 il envahit Aboukir, Tantah, le Caire ; puis sept jours après, il apparaît à Rosette, à Damiette, à Mansourah.

M. le docteur L. Mongeri nous montre le choléra éclatant à Constantinople, le 28 juin, trois jours après que la frégate *Moukbiri-Surur*, venant d'Égypte, eut débarqué, à l'hôpital de la marine, des malades atteints de diarrhée, et dans le lieu même où ces malades avaient été mis à terre.

Bientôt après il apparaît à Ancône, à Barcelone et à Marseille d'où il se propage du midi au nord, à Lyon et à Paris.

En suivant attentivement cette marche du choléra de la Mecque à Alexandrie, et en le voyant apparaître peu de temps après à Constantinople, capitale des Mahométans et successivement dans les trois grands ports de commerce, de l'Italie, de l'Espagne et de la France, ouverts sur la Méditerranée et qui ont avec Alexandrie les relations les plus fréquentes, on ne peut pas se refuser à voir dans cette succession tous les caractères d'une maladie venue de l'Inde et transportée en Europe par les navires ; car la Sicile, qui n'a laissé approcher de ses côtes aucun bâtiment suspect, est restée absolument indemne.

Une fois apparu en France, comment le choléra s'est-il comporté ultérieurement et comment expliquer son mode d'extension aux différentes localités successivement envahies ?

C'est là une des questions qui a le plus préoccupé la majorité des médecins qui ont envoyé des rapports à l'Académie ; et de la lecture attentive de ces documents, il résulte que, si quelques voix s'élèvent encore pour soutenir l'opinion que le choléra naît spontanément et sur place de certaines conditions dont on ne précise point l'essence, l'idée de l'importation du mal d'un lieu contaminé dans une localité indemne jusqu'alors, prédomine à ce point qu'il reste à peine quelques opposants qui nient cette importation et repoussent les conséquences qui en découlent.

Il n'en ressort pas toutefois, avec la même certitude, que chaque explosion *nouvelle* soit le résultat d'une *nouvelle* importation, et nous devons mentionner sur ce point de la question les réserves formulées par M. le docteur Cazalas avec l'insistance d'une convicion profonde.

Quant aux *agents de l'importation* du choléra d'un lieu dans un autre et aux *modes de transmission* de la maladie, on ne saurait tirer des rapports qui nous sont parvenus aucune proposition exclusive : Et si, dans un grand nombre de cas, les agents directs de l'importation paraissent évidemment les hommes et les choses, il y a lieu pour un certain nombre d'entre eux d'admettre encore d'autres agents de transport.

En Russie, pendant toute l'épidémie de 1865, au rapport de M. Eugène Pélikan, la transmission du choléra par les hommes atteints de cette maladie n'aurait été marquée que pour deux villes : Odessa et Borchi.

Dans l'isthme de Suez, dit M. le docteur Aubert Roche, le choléra morbide a été importé par des *foyers;* il n'y a pas eu de contagion proprement dite. « Les foyers transportés par les pèlerins débarqués à Suez ou formés par eux à Alexandrie, ont rayonné et atteint le kilomètre 42 du canal d'eau douce, puis le Sérapéum, Ismaïlia et le seuil d'El-Guisr où l'épidémie semble s'être arrêtée. »

En France, de nombreux auteurs de rapports assurent que la maladie n'a pas été directement importée : à Raon-l'Étape, Vosges (docteur Carrière) ; dans l'arrondissement de Pontoise (docteurs Prestat et Martin) ; dans celui d'Argentan, Orne (docteur Morel) ; dans celui de Mayenne (docteur Ponthault) ; dans la commune de Montataire, Oise, au rapport de M. le docteur Boursier qui cependant dit dans un autre passage que la contagion a paru démontrée par la succession des malades dans les mêmes maisons, chez des sujets ayant eu des points de contact.

Dans un très-remarquable travail, sur l'épidémie d'Aix en Provence, M. le docteur Bourguet arrive à cette conclusion que non-seulement les hommes et les choses, mais encore l'air, peuvent servir à la transmission du choléra comme de toutes les autres maladies épidémiques. Dans 9 communes sur 16 atteintes dans cet arrondissement, il lui a été impossible de rattacher l'origine du fléau à son importation directe par d'autres cholériques, ou par des objets quelconques leur ayant servi.

Mais à côté de ces cas où le choléra est apparu sans qu'on ait pu saisir aucune trace d'importation, les documents de 1865, 66 et 67 en citent un grand nombre d'autres où l'on a pu suivre la piste des explosions successives et où l'importation de la maladie d'un lieu contaminé dans un lieu sain et la transmission d'une personne malade à d'autres personnes bien portantes n'a paru laisser aucun doute (1).

(1) « Le Bourg de Bringolo est situé à l'extrémité nord de l'arrondissement de Guimgamp. Au mois de janvier 1866, le choléra n'avait été signalé sur aucun point du département des Côtes-du-Nord. Il existait à Lorient, distant de 100 kilom. de Bringolo, et à Brest, éloigné du même bourg de 145 kilomètres.

Il ne manque pas même de faits tendant à démontrer que des individus venant d'un pays infecté peuvent apporter ailleurs la maladie *sans en subir eux-mêmes les atteintes ni* ACTUELLEMENT *ni* ULTÉRIEUREMENT, ce

Le 14 janvier arrive de Brest à Bringolo un terrassier du nom de Moysan. Cet homme, à son départ de Brest, était atteint de diarrhée grave et de crampes dans les extrémités inférieures. Le 17, son état s'aggrave subitement, et le 19 au matin il succombe après avoir présenté les symptômes les moins équivoques du choléra.

Le 22 sa femme et l'un de ses fils tombent malades; l'enfant meurt dans la journée, la mère le 25.

Plus tard deux autres enfants de cette famille, une fille de 12 ans et un garçon de 10, sont frappés à leur tour; la fille seule guérit.

Les époux Moysan habitaient une maison distante du bourg d'environ 200 mètres. Le jeune Gouranton, âgé de 19 ans, vient visiter ces premiers malades et s'arrête quelques heures chez eux. Trois jours plus tard, les symptômes les plus caractéristiques se développent, et Gouranton succombe au bout de 24 heures.

La mère de ce jeune homme, femme robuste, âgée de 45 ans, enceinte de 8 mois, donne à son fils les soins qu'exige sa position. Elle succombe au bout de peu de jours après être accouchée d'un enfant mort.

Dans une maison voisine, séparée de celle de la famille Gouranton par une legère cloison, habite la famille Lemoigne (père, mère, une fille, trois garçons), ayant avec l'autre ménage des rapports de tous les instants. La petite fille Lemoigne est prise de vomissements le 29 janvier, à 9 heures du matin, et meurt le même jour à minuit.

Ses trois frères et leur mère sont successivement atteints; deux des enfants succombent. La mère et le fils aîné se rétablissent malgré la gravité de leur maladie.

La fille Rault, placée dans les mêmes conditions de voisinage et de fréquentation, est éveillée à 1 heure du matin par son fils, âgé de 10 ans, pris des symptômes du choléra le plus intense, auquel il a le bonheur d'échapper.

La femme Le Fèvre, du hameau de Boulevet, distant du bourg de Bringolo d'un kilomètre environ, après une visite prolongée à la femme Gouranton, ressent elle-même les premiers symptômes qui s'aggravent lentement et meurt dans les premiers jours de février. Un de ses enfants, gravement atteint, se rétablit heureusement.

Dans une maison voisine, la femme Le Roux, qui a veillé la femme Le Fèvre, meurt quelques jours après celle-ci. Un de ses domestiques tombe également malade.

Enfin la veuve Gray, femme de forte constitution et d'une rare énergie, avait prodigué ses soins à plusieurs malades. Un matin, elle est subitement frappée et périt le lendemain, victime, dans la pensée de tous, de son dévouement.

Quelques faits relatifs à des personnes d'autres communes complètent ce lugubre tableau :

La belle-mère d'une des premières victimes, la veuve Doré, de la commune de Plouvara, était venue donner des soins à sa belle-fille, la femme Moysan. Après l'enterrement de cette dernière, la veuve Doré reprend le chemin de Plouvara, tombe malade en route, est recueillie dans une grange, où elle meurt après quelques heures de souffrance.

Le nommé Jégou, de Goudelin, vient aux obsèques de sa parente, la femme Le Fèvre, couche chez cette dernière et succombe dans son domicile trois jours après son retour. »

qu'il ne répugne pas d'ailleurs d'admettre si l'on songe que les objets dont ils étaient porteurs pouvaient être imprégnés du germe cholérique (1).

(1) « Le sieur Pommeret travaillait à Nantes dans une raffinerie. Sa femme tombe malade du choléra dans les derniers jours du mois de février; conduite à l'hôpital, elle y succombe le 28 du même mois. Cette femme allaitait un enfant de 10 mois qui l'avait suivie à l'hôpital.

Pommeret quitte Nantes, arrive le 18 mars au village de Bigodon, commune de Plouguernevel, et confie son enfant à sa mère âgée de 62 ans.

Le 25 mars cette femme est frappée du choléra et meurt le 27. L'enfant est remis entre les mains de Marie-Anne Kergréïs, femme Gloux, qui tombe malade à son tour, ainsi que sa sœur, Marie-Renée. Atteintes l'une et l'autre le 3 avril, elles succombent, la première le 5, l'autre le 6.

Après ce dernier décès, Marie-Yvonne Stennon recueille le jeune Pommeret et subit le même sort, ainsi que sa fille, âgée de 23 ans.

Un cri d'alarme s'élève dans le village. On incrimine le malheureux enfant qui cependant n'est pas malade; mais bientôt on apprend que Pommeret avait apporté chez sa mère un sac plein de draps de lit et de vêtements ayant appartenu à sa femme qui s'en était servie le premier jour de sa maladie avant son admission à l'hôpital.

Alors tout s'explique : on entrevoit la source où la grand'mère a pris la maladie. Les sœurs Kergréïs l'ont veillée et c'est près d'elle, sans doute, que toutes deux ont été infectées. Elles avaient été soignées par Yvonne Stennon, et celle-ci à son tour par sa fille. Trois autres femmes succombent dans le village, et toutes les trois ont donné leurs soins aux premières victimes.

Le 28 mars, un charpentier du bourg de Saint-Tréphine, Mathurin Gloux, après avoir préparé le cercueil destiné à la femme Pommeret, vient au Bigodon pour l'ensevelir. Quatre jours plus tard, le malheureux charpentier tombe malade pour ne plus se relever.

Le 28 mars, la femme Pommeret était morte de la veille; les Kergréïs n'étaient pas encore malades : il n'y avait donc plus de malades au Bigodon, or il n'y en avait pas encore à Sainte-Tréphine, domicile de Gloux. Ce dernier ne s'est donc trouvé en rapport qu'avec le cadavre de la femme Pommeret. Est-ce au contact de ce corps devenu inerte, est-ce au contact du lit sur lequel il reposait et où Gloux a dû le prendre que cet homme a été affecté ?

Quoi qu'il en soit, Gloux est soigné dans sa demeure, à Sainte-Tréphine, par sa femme, par Catherine Conan et Marie-Louise Bothorel. Ces trois femmes tombent successivement malades les 3, 4 et 8 avril et meurent les jours suivants.

La veuve Le Moull et Catherine Bour'his veillent Catherine Conan le 6 et le 7 avril, sont atteintes le 9, et périssent l'une le 10, l'autre le 12.

Les femmes Le Coz et Péru assistent Marie-Louise Bothorel et succombent à leur tour. »

« La femme Fercoq reçoit chez elle à Plusquellec, arrondissement de Guingamp, son beau-père, le nommé Lalour, qui venait de Saint-Nazaire (distant de plus de 45 lieues), où il avait perdu le même jour sa femme et sa fille aînée âgée de 9 ans. Il était suivi de deux enfants en bas âge, et apportait un paquet d'effets et de vêtements ayant appar-

Plusieurs exemples de ce mode particulier d'importation ou de transmission sont donnés dans les documents recueillis sur l'épidémie de 1865, et notamment par M. Dehée, d'Arras, par M. Langaudin dans un mémoire des plus remarquables et par M. Calvy dans un excellent travail clinique; ce dernier montrant le début d'une épidémie cholérique dans une maison isolée de toute autre au milieu de la campagne du Var, par un sujet dont le père, arrivé de Marseille depuis deux jours, resta lui-même indemne.

Il ressort aussi des faits observés, que, alors même que les germes du mal sont importés dans une contrée par des individus venus d'autres contrées infectées par l'épidémie, le choléra n'y éclate pas d'une manière fatale ; d'où l'on peut induire qu'il est nécessaire, pour cela, qu'il rencontre dans cette localité nouvelle des conditions spéciales atmosphériques, climatériques ou telluriques, qu'il est difficile de déterminer.

Nous en dirons autant pour les individus qui seront frappés ou resteront indemnes selon qu'ils présenteront des conditions de force, de santé, de prédisposition idiosyncrasique, permanente ou transitoire, dont les caractères ne sauraient jusqu'à ce jour être spécifiés.

Dans l'arrondissement de Châteaudun, une nourrice arrivant de Paris où règne le choléra et rapportant un nourrisson pris à l'hôpital Beaujon, est frappée de la maladie et meurt; deux de ses enfants, puis les per-

tenu aux deux victimes. Ce paquet fut ouvert le 25 mars par la femme Fercoq elle-même. Il répandait, a-t-on prétendu, une odeur infecte. Cette femme, âgée de 44 ans, était d'une mauvaise santé. Le 27 mars, elle est prise de diarrhée spécifique et meurt du choléra le 2 avril. Sans relations avec ses voisins, elle n'a été pour personne l'occasion d'une nouvelle contagion. »

« Lalour et ses enfants étaient bien portants, n'est-ce pas aux vêtements venus de Saint-Nazaire, ajoute le docteur Benoist, qu'il faut attribuer la contagion dont la femme Fercoq a été victime ? »

Comme corollaire, après la relation d'une série de faits de ce genre, le docteur Benoist ajoute : « Ainsi, dans le même département, dans cinq localités différentes, séparées par d'assez grandes distances, cinq individus arrivent de pays où sévit le choléra, et aussitôt un ou plusieurs membres de leur famille sont atteints de la même affection. »

« Comment admettre que, cinq fois dans le cours de deux années, le hasard ait pu produire de pareilles coïncidences ? »

Convenons-en, la seule conclusion logique qu'on puisse tirer de ces faits, c'est que le choléra est contagieux et que sa transmission peut résulter des rapports avec les malades ainsi que de linges contaminés. »

DOCTEUR BENOIST, DE GUINGAMP.

sonnes qui l'ont soignée ou se sont assistées entre elles ont le même sort (docteur Raimbert), et par contre, dans l'arrondissement de Vassy, *un infirmier épuisé de fatigue et qui, par dévouement, partage, toute une nuit, le lit d'un cholérique* qui succombe dans la période algide, ne subit lui-même aucune atteinte du mal (Chevance).

Ainsi comme pour toute autre maladie importable et transmissible, le choléra, quand il a été apporté dans une localité, peut se transmettre d'un individu malade à un individu sain ; mais cette transmission n'est pas fatale. Il faut, pour les individus comme pour les localités, l'aptitude morbide, laquelle peut exister pour les individus sans rencontrer dans la localité les éléments, les conditions adjuvantes, nécessaires à la multiplication successive, comme le démontrent les exemples assez fréquents de foyers limités tels que le suivant rapporté par le docteur Lemaistre, de la Haute-Vienne : à Château-Ponsac, un ouvrier venant de Paris importe le choléra ; quatre personnes qui ont approché le malade sont atteintes et succombent ; mais tout se borne là : « l'aptitude au choléra, dit M. Lemaistre, avait disparu. »

Prophylaxie. — L'épidémie de 1865 a de nouveau mis en évidence ce fait que les conditions hygiéniques mauvaises des individus et des habitations constituent une prédisposition manifeste aux atteintes de la maladie. L'influence de ces conditions comme causes adjuvantes est fréquemment signalée dans les rapports originaux parvenus à l'Académie, et quelques médecins (comme le docteur Maurin, de Marseille), vont jusqu'à penser que la *contagion* du choléra s'exerce *seulement* si les maisons sont mal tenues et si les déjections sont abandonnées sans désinfection préalable.

Cette nécessité de désinfecter les *objets* et les *habitations* des cholériques est signalée avec plus d'insistance encore dans les travaux sur l'épidémie de 1865 que dans les précédents, et cette mesure est considérée comme d'autant mieux justifiée qu'objets et habitations, peuvent, cela paraît hors de contestation, dans certaines conditions de confinement, conserver pendant longtemps la propriété cholérigène. Le docteur Baldou en a rappelé un exemple dans lequel les germes cholériques paraissent avoir persisté durant une année entière dans une chambre de domestique qui resta fermée pendant ce temps, sans avoir été nettoyée après le décès du malade qui y avait succombé.

L'*isolement* des cholériques préconisé par un certain nombre de médecins, soit dans les habitations particulières, soit dans les établissements publics, est assurément une mesure prophylactique excellente en principe et qui devrait toujours être appliquée, si elle était réalisable; mais elle présente dans la pratique des difficultés d'exécution qu'il est souvent mal aisé de résoudre. Tout le monde au moins est d'accord sur la fâcheuse influence de l'encombrement et sur l'utilité de disséminer les cholériques dans la mesure du possible.

La séparation des malades dans les hôpitaux, et l'admission des cholériques dans des salles spéciales présente aussi théoriquement des avantages au point de vue de la promptitude du service et de la sécurité des autres malades; mais cette sécurité n'est assurée qu'à la condition d'un éloignement suffisant des salles de cholériques, d'un espacement convenable des lits qui leur sont destinés, et d'un personnel spécialement attaché à leur service.

Or, ces conditions sont le plus souvent impossibles à réunir.

Quant à préparer, d'avance, comme le demande M. Alex. Mayer, des hôpitaux spéciaux dans les grandes villes et à se bien garder tout d'abord de contaminer les établissements nosocomiaux d'où l'épidémie s'irradie au sein de la population, c'est encore là une mesure excellente en théorie, irréalisable dans la pratique, au moins pour Paris, et qui ne serait logiquement exécutable que si les épidémies de choléra se succédaient à de courts intervalles.

La question des grandes *mesures d'hygiène publique et de préservation* à prendre contre l'importation et l'extension du choléra, sont envisagées sous différents aspects dans les documents relatifs à l'épidémie de 1865.

Tous les auteurs s'accordent à reconnaître que, lorsque le pays est envahi, la préservation des localités encore indemnes est impossible par des mesures restrictives telles que les cordons sanitaires; mais il y a lieu, selon plusieurs d'entre eux, de prendre quelques précautions dans le cas où l'on voit arriver dans un pays sain des individus ou des objets provenant d'un pays infecté, et ces précautions consistent essentiellement dans les soins à donner à la condition hygiénique des nouveaux arrivants et dans la désinfection des objets qui leur ont appartenu. « Si ces effets étaient de peu de valeur, dit le docteur Langaudin, il serait sage de les détruire par le feu. »

Mieux vaudrait arrêter le fléau plus près de sa source ; et si cela ne se peut, c'est au moins à nos frontières qu'il faudrait lui barrer le passage par un système de mesures internationales bien entendues.

« Le choléra, dit le docteur Aubert Roche, importé en Égypte, étant passé en France et en Europe, la vie et les intérêts européens étant atteints non-seulement en Égypte, mais en Europe, la France et l'Europe doivent prendre ou imposer des mesures contre l'importation de la maladie en Égypte. C'est non-seulement un droit, mais un devoir ; sinon elles seront périodiquement ravagées par le choléra qui, pour se rendre en Europe, prend la route d'Égypte. »

L'établissement des *quarantaines* continue à avoir l'assentiment du plus grand nombre des médecins ; et plusieurs d'entre eux demandent que l'exécution en soit généralement plus sévère. Quant à la durée de ces mesures de préservation, « une quarantaine de 5 jours, dit M. Langaudin, prescrite par le traité sanitaire et qui peut paraître suffisante en Europe, est tout à fait insuffisante dans les pays où la communication ne peut avoir lieu que par mer, et c'est le cas dans lequel se trouvent les *colonies françaises*.» D'après les faits qu'il a observés, ajoute M. Langaudin, faits qui démontrent que l'incubation du choléra peut être de 10 et même de 15 jours (1), le temps de la quarantaine à imposer devrait être de 20 jours, environ, « temps qui a toujours suffi pour préserver la Réunion. »

M. Bourguet, d'Aix, de son côté, après avoir établi par des faits « que le choléra peut se transmettre à distance, que l'air en recèle les germes et qu'il est vicié plus ou moins loin du foyer principal, » conclut d'une part à l'impuissance des cordons sanitaires et déclare d'autre part que « l'établissement des lazarets ou maisons de quarantaine dans les villes ou à une petite distance des villes et des ports de commerce, ainsi que cela existe presque partout, est peu rationnel et que, pour les rendre vraiment efficaces, il faudrait les placer à une plus grande distance en mer ».

M. le docteur Bourguet, propose en outre d'établir des *médecins sanitaires* dans les principales villes de l'Inde et de l'Asie où le choléra est endémique. « Les résultats avantageux que cette mesure a produits en Égypte, en Turquie, en Syrie et sur les autres points où la peste se dé-

(1) Le docteur Raimbert, de Châteaudun admet également une durée possible de 12 à 15 jours pour l'incubation cholérique.

veloppait spontanément, sembleraient de nature à encourager de persévérer dans cette voie. »

Ces grandes mesures de prophylaxie ont cependant rencontré un ardent adversaire dans M. le docteur Cazalas, qui non-seulement proclame l'inutilité des quarantaines comme venant toujours ou trop tôt ou trop tard, mais en signale les dangers et s'attache à en faire saillir tous les inconvénients.

Cette argumentation est basée sur la persuasion où vit M. Cazalas que le choléra est engendré snr place et n'est point transmissible.

Elle serait fondée s'il était démontré que le mal n'est pas le produit d'une importation de l'Inde en Europe, et de telle contrée envahie dans telle autre, jusque-là parfaitement indemne. Mais si cette théorie de l'importation et de la transmission successive, qui ne serait, selon les partisans de l'épidémicité, qu'une présomption, passait à l'état de vérité incontestable, il resterait peu de chose des arguments de M. Cazalas, et cet éloignement pour les grandes mesures dont il s'agit, devrait céder absolument devant l'impérieuse nécessité de sauvegarder la santé et la vie des populations par tous les moyens praticables.

Traitement. — Au point de vue du *traitement du choléra*, comme dans les épidémies précédentes, la majorité des médecins est convaincue de toute l'importance qu'il y a, partout et toujours, de combattre la maladie dès ses premières périodes ; la majorité reconnaît aussi qu'il ne peut y avoir ni un médicament, ni même une médication qui soit applicable à tous les cas, et que divers moyens thérapeutiques, même opposés en apparence, peuvent concourir au même but et servir les indications qui se présentent au lit du malade.

Toutefois la recherche d'un spécifique et la proposition de médications spéciales et exclusives continuent à tenir une grande place dans les communications faites à l'Académie ; d'un autre côté, l'étude des travaux publiés sur l'épidémie de 1865 comme sur les précédentes, démontre amplement que l'insuccès est, jusqu'à présent, à peu près toujours le même ; et pourtant l'illusion d'un bon nombre de praticiens n'en persiste pas moins inébranlable.

Tantôt les promoteurs de ces moyens divers sont guidés par une théorie qu'ils ont conçue de la maladie; tantôt la médication est dirigée contre tel ou tel symptôme qui les a plus particulièrement frappés.

C'est ainsi que nous voyons préconisés tour à tour :

Les *purgatifs* et *vomitifs* par MM. Debeney, Signoret, Danis, etc.

La *limonade sulfurique* « au début de l'empoisonnement », par le docteur Worms ;

Le *citrate de magnésie*, proposé par M. J. Aronssohn, chimiste, dans la pensée que le choléra serait une simple aggravation de diverses affections morbides produites par l'absorption de gaz carboné, lequel se transformerait par action catalytique et sous l'influence d'une tension électrique particulière, en acide oxalique ;

Le *bicarbonate de soude*, employé par M. le docteur Baudrimont ;

Le *sous-nitrate de bismuth glycérolé*, par le docteur Haunard ;

Le *bichlorure de mercure*, par le docteur Planchon ;

Le *sulfate de cuivre*, mis en usage par M. Lisle, de Marseille, d'après les idées de M. le docteur Burcq, qui attribue aux professions dans lesquelles on manie le cuivre, une influence de préservation contre le choléra ;

L'*arsenic à haute dose*, proposé par le docteur Racle, de Constantine, d'après la théorie de la substitution et en raison des analogies entre le choléra et l'empoisonnement arsenical ;

Le *sulfate de quinine*, par les docteurs Fraisse, de Gaillon, etc., d'après les idées déjà émises antérieurement que le choléra est une forme de fièvre intermittente maligne ;

L'*alcoolature d'aconit* à fortes doses comme prophylactique et curatif à la première période (docteur Adet, de Roseville) ;

Les *nitrites organiques* (docteur Baud) ;

L'*esprit de camphre* (docteur Hoffmann) ;

L'*ergotine*, le choléra étant considéré « comme une hémorrhagie » (docteur Duthauzin) ;

Le *quassia amara* (docteur Danet) ;

La *fève de Calabar* (expérimentée sans succès par le docteur Braye, d'Arles) ;

L'*acide phénique* sous diverses formes en qualité d'agent antiseptique (docteurs Blanchon, Dewerchin) ;

La *benzine* et l'*éther benzoïque* (docteur Robert) ;

L'*eau ozonysée*, — l'*électricité statique* (Drs Horn, de Munich, et Poggioli);

La *pepsine!* (docteur Gonzalès, de Palma);

Les *inspirations* d'*oxygène* et d'*iode* (docteur Nicod);

Les *fumigations chlorées* comme agents de désinfection de l'air (docteur Nonat);

Les grands *bains sinapisés* souvent répétés (docteur Baudon).

M. le docteur Andrieux, de Brioude, propose un appareil spécial à *sudation*.

D'autres recommandent le *badigeonnage* de l'abdomen avec le *collodion riciné* (docteur Drouet);

L'*enveloppement complet* du malade dans un *sac imperméable*, avec un orifice pour les évacuations alvines (docteur Nebaux);

La *suppression absolue des boissons !!* (Drs Chabasse, Gason, Signoret);

La *trachéocenthèse !!!* (docteur Le Lauras);

Les *injections d'eau salée* ou de *sang d'animal* défibriné et filtré *dans le tissu cellulaire* sous-cutané; injections devant être faites sur les points les plus différents, à intervalles très-rapprochés, la perte énorme du sérum favorisant la résorption des liquides injectés (docteur Jourdan, de Mayence).

Nous passons sous silence un grand nombre de recettes proposées et vantées comme efficaces; et avons-nous besoin d'ajouter que, dans cette foule de moyens prophylactiques ou curatifs, il n'en est aucun qui réponde aux désirs du praticien mis en présence de la redoutable maladie qu'il s'agit de combattre; ceux même qui sont donnés comme excellents par les uns, sont repoussés comme inefficaces ou comme nuisibles par les autres; et si l'emploi de tel ou tel agent thérapeutique a été, entre les mains de tel médecin, suivi d'un certain nombre de succès qui semblent en justifier la valeur, ces succès, d'ailleurs trop peu nombreux pour entraîner une conviction, ne se sont plus reproduits en d'autres mains; dans tous les cas les statistiques ne se composent pas d'un nombre assez considérable de faits positifs et rigoureusement constatés pour établir une certitude; et l'on est malheureusement réduit à dire que l'épidémie de 1865, pas plus que les précédentes, n'a vu se produire une médication ou un moyen curatif dont l'efficacité soit proportionnée à la gravité réelle et universellement reconnue du choléra-morbus.

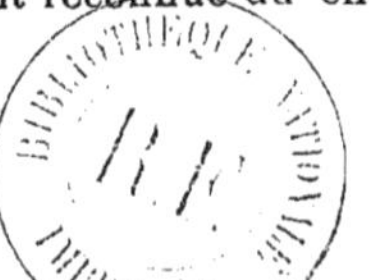

RÉSUMÉ.

En embrassant d'un coup d'œil général et rétrospectif l'histoire du choléra-morbus, on compte pour la France quatre grandes épidémies, en y comprenant quelques explosions partielles qui n'en sont que des appendices.

Ce sont : 1° l'épidémie de 1832, suivie d'une courte réapparition en 1834 sur le littoral de la Méditerranée;

2° Celle de 1849, dont M. le docteur Briquet nous a tracé le tableau;

3° Celle de 1854, qui commence en novembre 1853, s'assoupit en janvier, se réveille au mois de mars suivant, et ne disparaît que dans le courant de l'année 1855;

4° Enfin, celle de 1865, qui éclate en juin, dure toute l'année, se prolonge en 1866, et ne se termine qu'à la fin de l'année 1867.

Direction suivie par le choléra en France. — De même que les épidémies de 1832 et 1849, celle de 1854 envahit la France par le nord, marche vers le sud, et se termine dans les départements du midi.

Celle de 1865, au contraire, fait son apparition en France sur le littoral de la Méditerranée, s'étend du sud au nord, et s'en va par les contrées les plus reculées de la Bretagne et de la Normandie.

Début de l'épidémie en France, rapidité de sa marche, sa durée totale.— L'épidémie de 1832 fait irruption à Paris d'une manière foudroyante dans les derniers jours de mars, ravage plusieurs contrées comme un ouragan, atteint successivement 56 départements, et se termine dans l'année même, après avoir fait 110 à 120,000 victimes.

Celle de 1849 apparaît également à la fin de mars, reste d'abord presque bornée à des points circonscrits de la ville de Paris, s'étend ensuite sur la cité avec une rapidité déjà moindre qu'en 1832, envahit successivement 57 départements, et disparaît encore avant la fin de l'année, après avoir causé de 100 à 110,000 décès.

L'épidémie de 1854, au contraire, commence à la fin d'octobre 1853, semble s'éteindre bientôt après, se rallume en mars, ayant toujours Paris pour théâtre de ses plus grands ravages, s'étend plus lentement sur

70 départements, et se termine l'année suivante, après avoir abattu plus de 140,000 victimes.

Celle de 1865, enfin, apparue au mois de juin, sévit pendant quelque temps à Marseille, à Toulon, se développe seulement quelques mois plus tard à Paris, s'y réveille l'été suivant, fait dans la ville d'Amiens les plus cruels ravages, se prolonge pendant l'hiver dans le nord-ouest de la France, et ne s'éteint qu'à la fin de 1867, après avoir envahi un nombre de départements plus restreint et causé un chiffre de mortalité beaucoup moins considérable que celui des épidémies antérieures.

Ainsi, le choléra de 1854 a eu en France une durée un peu plus longue, et le nombre total de ses victimes a été sensiblement plus élevé que dans les deux invasions précédentes.

Le choléra de 1865, au contraire, plus lent dans sa marche envahissante, a régné beaucoup plus longtemps en France avant de disparaître, mais n'a causé qu'un total de décès comparativement modéré.

Régions envahies, épargnées dans les différentes épidémies. — En jetant un coup d'œil rapide sur les régions envahies ou épargnées dans les quatre grandes épidémies jusqu'à ce jour, on voit des analogies et des différences. Dans les deux premières invasions, c'est principalement la moitié nord de la France qui est occupée par l'épidémie, et sur les 56 départements envahis en 1832, il en est 52 qui ont aussi été visités en 1849. En 1854, au contraire, l'épidémie s'étend à une surface plus considérable de la France, en causant de grands ravages à Paris, dans le nord-est, sur le versant français des Alpes et le littoral de la Méditerranée. Sur les 70 départements qu'elle envahit, 54 avaient déjà été visités par une ou deux épidémies antérieures ; et, sur les 16 départements respectés en 1854, il en est 6 qui avaient déjà payé leur tribut antérieurement. — A la fin de cette année, il ne restait plus que 9 départements demeurés jusque-là complétement indemnes. Sur ce nombre un seul a été effleuré, en 1855, avant l'entière disparition de la troisième grande épidémie. Les 8 autres paraissent avoir continué de jouir de leur heureuse immunité en échappant aussi à l'invasion de 1865 et 1866.

Ainsi, en résumé, certaines régions ont été envahies dans toutes les épidémies ; d'autres visitées dans une ou plusieurs invasions seulement ; quelques-unes, jusqu'à ce jour, absolument respectées par le fléau. Ces dernières jouiront-elles du même privilége dans des invasions ultérieures? et à quoi peut-on attribuer ces immunités absolues ou relatives?

Ce sont, d'une manière générale, les contrées du centre de la France, les régions les plus élevées au-dessus du niveau de la mer, qui ont été comparativement les plus ménagées; et ce sont, au contraire, toujours d'une manière générale, les régions d'une altitude moins élevée et les départements où la population est la plus dense, qui ont été les plus éprouvés.

Mais cela n'a rien d'absolu ni de constant, pas plus pour les provinces et pour les départements que pour les divisions départementales, ou les subdivisions d'un même arrondissement.

C'est ainsi qu'en 1854, par exemple, l'épidémie a été, dans plusieurs départements, plus meurtrière que dans celui de la Seine; en ce sens que si Paris, cruellement éprouvé déjà en 1832 et 1849, a encore fourni le plus grand nombre de décès en 1854, la proportion de mortalité a été cependant plus grande encore dans 16 départements; et si Amiens, jusque-là ménagé, a payé un tribut si considérable au fléau de 1866, la ville de Rouen a été épargnée en 1854, et Lyon est resté, dans les diverses épidémies, presque indemne jusqu'à ce jour.

Pendant longtemps on a cru trouver l'explication de ces immunités relatives dans certaines conditions telles que la nature du sol; ainsi, on attribuait la préservation des régions du nord-est en 1832 et 1849 à la constitution du sous-sol par le grès des Vosges; et pourtant cette même région a été cruellement décimée dans l'épidémie de 1854; de même, dans plus d'un arrondissement, dans plus d'une localité, tel canton, telle circonscription restreinte, précédemment épargnée, a été plus tard gravement ravagée, tandis que telle partie d'un canton, précédemment ravagée, a été, en 1854 comme en 1865, ménagée par l'épidémie qui sévissait tout à l'entour.

Phénomènes précurseurs de l'épidémie dans une contrée. — Dans les épidémies de 1854 et 1865, l'apparition du choléra dans une contrée a été, plus qu'en 1849, et surtout en 1832, précédée de dérangements intestinaux, considérés par les uns comme une préparation à l'épidémie, par les autres comme une des conditions sanitaires indépendantes de toute influence spéciale, habituelles surtout pendant la chaleur de l'été, ou dues à la frayeur, lesquelles constituaient des prédispositions individuelles à contracter le choléra.

Ce qui tendrait à le prouver, c'est que dans mainte localité le mal éclatait soudainement au milieu d'un état de santé publique jusque-là très-satisfaisant.

PATHOLOGIE. — Considéré au point de vue pathologique, le choléra s'est montré en 1854 et 1865, comme en 1832 et en 1849, sous forme de *cholérine* et de *choléra confirmé*, présentant l'un et l'autre, dans les deux dernières épidémies, la même physionomie générale que dans les épidémies précédentes, offrant seulement çà et là quelques différences de détail qui ne détruisent pas le caractère univoque d'une entité morbide bien définie ;

Maladie se développant, chez les individus venus d'une contrée saine au milieu d'un foyer épidémique, au bout d'un laps de temps qui peut être considéré comme une *période d'incubation*, laquelle est généralement très-courte et varie le plus souvent d'un à quatre jours ;

Faisant, soit sous forme de cholérine, soit sous forme de choléra, le plus ordinairement explosion pendant la nuit, par une cause due, selon les uns, au travail de la digestion du repas le plus copieux ; selon les autres, à l'immobilité du corps ; selon d'autres, enfin, au non-renouvellement de l'air ambiant.

Tantôt elle éclate brusquement, avec évolution rapide de tous les symptômes qui la caractérisent, et se termine par la mort au bout de quelques heures ;

Tantôt, et beaucoup plus souvent, au contraire, elle met plus de lenteur dans son développement, et l'apparition des accidents les plus graves est précédée par une diarrhée de quelques heures à plusieurs jours.

Cette diarrhée, dite *prémonitoire*, et plus justement appelée prodromique ou initiale, considérée ici et à telle époque comme à peu près constante, ailleurs et dans une autre épidémie, comme présentant quelques exceptions, s'est montrée du moins comme fait habituel et de la plus grande importance : car on y voit une manifestation morbide qui doit donner l'éveil, et dont le traitement immédiat pourrait prévenir le développement des phénomènes ultérieurs du choléra confirmé, et réduire ainsi de beaucoup le chiffre de la mortalité.

La diarrhée est, dans tous les cas, le symptôme le plus ordinaire, le plus commun : de telle sorte que le *choléra sec*, c'est-à-dire sans évacuations alvines, est excessivement rare, révoqué en doute par beaucoup d'auteurs; il est à croire en effet que plusieurs des cas cités ne sont que des erreurs de diagnostic.

La diarrhée est donc le plus constant des symptômes du choléra et le premier dans l'ordre de leur apparition.

Viennent ensuite les vomissements, les crampes, la cyanose, l'affaiblissement progressif du pouls, le refroidissement des extrémités, l'altération de la voix, la suppression de l'urine...

Tel a été le choléra en 1832 et 1849, tel il s'est montré en 1854 et 1865, n'offrant que quelques variétés sans importance : ici l'on signale une moindre abondance de déjections, là une diminution dans la violence des crampes, une intensité moins prononcée de la cyanose ; mais, en divers endroits, en 1854 comme en 1865, les symptômes du choléra-morbus ont été tout aussi caractérisés que dans les épidémies antérieures.

Une particularité fréquemment signalée dans l'épidémie de 1854, c'est la présence, dans les évacuations morbides, de vers lombrics entraînés le plus souvent par les selles, beaucoup plus rarement rejetés avec les matières vomies.

Quant à la *marche* de la maladie, ici l'évolution des accidents caractéristiques a semblé moins prompte en 1854 et 1865 que dans les épidémies antérieures; ailleurs le début a paru plus brusque, et le cours du mal plus rapide vers la guérison ou la mort.

Dans quelques localités marécageuses, la maladie a présenté dans son cours quelques phénomènes d'intermittence plus ou moins périodique.

Dans les deux dernières épidémies, comme dans les précédentes, la maladie s'est souvent bornée à la diarrhée terminée par une convalescence plus ou moins prompte (*cholérine*) ; d'autres fois, à la diarrhée liquide se joignaient des nausées ou des vomissements de courte durée, quelques crampes modérées, une diminution peu considérable de la chaleur et du pouls, et une altération légère du facies et de la voix (*choléra léger*).

Ailleurs, et par malheur beaucoup plus souvent, à des évacuations répétées d'un liquide séreux, abondant, succédaient des vomissements fréquents et douloureux, des crampes violentes, un froid glacial, avec cyanose prononcée, facies profondément altéré, voix éteinte, pouls à peine sensible (*choléra grave*).

Entre ces deux extrêmes se sont présentés, comme toujours, des cas intermédiaires, n'ayant ni la modération du premier groupe, ni l'intensité du second (*choléra moyen*).

Comme d'habitude aussi, la mort arrivait fréquemment dans la *période algide ;* un peu plus souvent, surtout quand l'art intervenait à temps, cette première période faisait place à une *réaction* caractérisée principalement par la diminution des selles, la cessation des vomissements, l'apaisement des crampes et surtout le rétablissement du pouls et le retour de la chaleur. Réaction tantôt modérée, et partant salutaire, tantôt excessive et donnant lieu à des *congestions encéphaliques* ou *pulmonaires*, ou jetant le malade dans un état de prostration et de stupeur, désigné sous le nom d'*état typhoïde.*

Dans cette seconde période, comme dans la première, le choléra de 1854 et de 1865 s'est montré semblable à celui des épidémies antérieures ; à peine signale-t-on çà et là quelques légères différences : ici la réaction s'est montrée plus lente, plus difficile et plus fréquemment suivie de l'état typhoïde ; ailleurs, au contraire, les réactions ont paru plus excessives et plus graves, résultat qui pourrait tenir à l'abandon de plus en plus complet des émissions sanguines.

Parmi les *épiphénomènes* propres à la deuxième période du choléra, on a constaté le plus souvent, en 1854 et 1865, comme dans les épidémies antérieures : des éruptions papuleuses, érythémateuses sur la peau ; la diphthérite buccale et pharyngienne, et le gonflement des parotides.

Assez ordinairement, en 1854 et en 1865, on a observé, pendant l'épidémie cholérique, une diminution dans la fréquence et la mortalité des autres maladies les plus habituelles. Une seule cependant a fait une exception assez remarquable à cette règle, c'est la suette miliaire qui, en 1854, a coexisté en maint endroit avec le choléra, tantôt précédant l'invasion du fléau indien dans une contrée, tantôt l'accompagnant dans toutes ses phases et persistant après sa disparition. Ici elle frappait tels malades, tandis que le choléra en frappait d'autres : les deux maladies suivant aussi leur cours indépendamment l'une de l'autre ; ailleurs elles se succédaient chez le même individu, la suette semblant, pour les uns, préparer le terrain à un choléra plus grave, et paraissant, chez d'autres, agir comme une préservation contre le fléau indien.

En 1854 et 1865, comme dans les épidémies antérieures, on a observé des *rechutes* dans la convalescence et des *récidives*, même à deux reprises, après complet rétablissement ; et, si l'on a vu des individus qui avaient été atteints dans l'une ou les deux épidémies précédentes, échapper en 1854, on en a vu d'autres, déjà frappés en 1832 ou 1849, être atteints pour la deuxième fois dans l'épidémie subséquente, et l'on cite des individus qui, après avoir guéri du choléra confirmé en 1832 et 1849, ont succombé à une troisième atteinte en 1854.

Durée. — Dans toutes les épidémies, la *durée* de la maladie a été infiniment variable : plus courte en général dans les commencements du règne épidémique, les malades mouraient quelquefois alors en huit à dix heures ; mais, le plus ordinairement, ils ne succombaient qu'au bout de trente-six heures à deux jours, dans la période algide ; ne périssaient que plus tard, après la réaction obtenue, par le fait des congestions encéphalique ou pulmonaire, ou ne s'éteignaient que loin du début, au milieu de l'état typhoïde.

La guérison, à part les cas légers, n'avait lieu en général qu'au bout de quelques jours ; et, quand la réaction était excessive ou incomplète, le rétablissement se faisait souvent attendre un ou deux septénaires.

Dans la plupart des cas, la *convalescence* était lente et pénible, suivie d'un état de débilité qui persistait plus ou moins longtemps après la maladie.

Fréquemment aussi le choléra déterminait la mort du fœtus dans le sein de la mère et donnait lieu à l'avortement.

Par compensation à ces funestes conséquences, on a vu, dans quelques cas, rares il est vrai, le choléra favoriser la disparition d'une hydropisie abdominale.

Phénomènes cadavériques. — Dans toutes les épidémies, on a signalé comme fait habituel la promptitude de la rigidité cadavérique, et comme faits exceptionnels certains mouvements de contraction ou d'extension brusque des membres après complète extinction de la vie. Quant aux altérations anatomiques, elles n'ont pas varié dans les diverses épidémies.

Développement exagéré des follicules isolés de l'intestin, sang noirâtre et poisseux dans le cœur et les gros vaisseaux, quand le malade a succombé dans la première période; injection plus ou moins vive de la membrane muqueuse du tube digestif, engouement des poumons, injection vasculaire de la pie-mère et des centres nerveux, quand la mort a eu lieu après la réaction : voilà les altérations les plus ordinaires présentées par le choléra dans les diverses épidémies, dans toutes les saisons et sous toutes les latitudes.

Étiologie. — Dans la recherche des conditions diverses qui pourraient être considérées comme causes prédisposantes, occasionnelles ou adjuvantes du choléra, l'histoire et les documents parvenus à l'Académie établissent que le choléra-morbus épidémique a visité jusqu'à ce jour les régions les plus diverses du globe, les continents et les îles, toutes les latitudes, depuis l'équateur jusqu'au cercle polaire, les climats les moins semblables, les altitudes les plus diverses au-dessus du niveau de la mer.

Considéré spécialement en France, il a régné dans toutes les saisons, par les températures les plus variées, sous toutes les pressions atmosphériques, par les temps secs comme par les temps humides, sous les états électriques les plus différents et par tous les vents de la rose géographique. Mais il est vrai aussi, et les documents en font foi pour 1854 et pour 1865, comme pour les épidémies antérieures, que l'élévation de la température est une condition favorable au développement et à la multiplication de la maladie ; car c'est pendant les mois les plus chauds que les atteintes ont toujours été de beaucoup les plus nombreuses, et c'est le plus souvent dans les mois les plus rigoureux qu'on voit le choléra s'apaiser ou s'éteindre.

Il ressort encore des documents de 1854 que les grandes et brusques variations de température et les violentes perturbations atmosphériques, telles que les orages, ont été souvent suivies d'un notable accroissement du nombre des atteintes et du chiffre des décès.

Et les vents ont paru exercer une influence souvent assez manifeste comme agents de propagation du choléra à de courtes distances, quand on a vu les lieux sous le vent des endroits fortement contaminés, plus exposés que les autres à subir les atteintes de la maladie.

Sous le rapport des *conditions géologiques*, nous avons vu le choléra régner en France, surtout en 1854, aux quatre points cardinaux de l'Empire, aux altitudes les plus diverses, depuis les régions élevées des

Vosges, du Jura, des Alpes et des Pyrénées, jusqu'aux plaines qui aboutissent à l'Océan et à la Méditerranée ; nous l'avons vu dans les contrées de constitution géologique les plus diverses, de formation primitive, secondaire ou récente ; flanc des montagnes et vallées, plateaux et bas-fonds ; lieux nus ou boisés, incultes ou cultivés ; terrains secs et humides, à sol sablonneux, siliceux et argileux, constitués par la craie ou la marne, le quartz, le grès ou le granit ; en un mot, les contrées les plus saines comme les plus insalubres ont été visitées par le fléau indien.

Mais si aucune région, aucune altitude n'est absolument à l'abri du choléra ; si aucune constitution physique du sol ne peut être considérée comme cause d'épidémie cholérique, il est vrai cependant, d'une manière générale, que les lieux bas, humides, marécageux, favorisent le développement et la multiplication de la maladie, et que, toute chose égale d'ailleurs, les lieux élevés, les endroits salubres, offrent comparativement plus de sécurité.

De même qu'aucune sorte de localité n'est restée indemne, aucune classe d'individus, dans l'ordre social, n'a été respectée par l'épidémie : riches et pauvres, gens de labeur ou d'oisiveté, ont subi les atteintes du choléra. Dans plus d'un endroit éprouvé, les conditions étaient généralement satisfaisantes sous le double rapport de l'hygiène locale et individuelle ; dans telle localité même, ce sont les riches qui ont fourni les cas les plus nombreux.

Il résulte cependant de l'analyse soigneuse des rapports concernant l'épidémie de 1854, que le plus souvent les conditions hygiéniques des populations les plus éprouvées par le choléra étaient médiocres ou mauvaises, et l'on est autorisé à considérer comme causes adjuvantes de la maladie le manque d'air et l'encombrement, l'insuffisance du vêtement et de la chaleur, la fatigue du travail et la mauvaise nourriture, la privation de soins efficaces et l'appel tardif des secours de l'art.

Outre cela, on signale comme circonstances accidentelles qui paraissent avoir favorisé le développement de l'épidémie : des inondations pendant les chaleurs, l'altération de l'eau, la viciation de l'air par des émanations telluriques ou fétides de nature diverse, les grandes agglomérations d'individus et les influences morales énervantes ; et l'on considère avec raison comme causes déterminantes de l'explosion du mal toutes les violations des règles de l'hygiène.

Quant aux diverses professions en particulier, plusieurs rapports signalent comme plus particulièrement exposées les personnes donnant leurs soins aux malades, celles chargées du maniement et du blanchissage des linges contaminés par les déjections cholériques, comme aussi les individus chargés de l'ensevelissement des cadavres.

Aucun âge n'est à l'abri des atteintes du choléra ; cependant les deux extrêmes de la vie fournissent généralement la plus grande proportion des cas mortels.

Le choléra ne ménage d'ailleurs aucune constitution, quelque forte et robuste qu'on la suppose ; mais les individus faibles, débiles, ont paru offrir en général moins de résistance à l'influence morbide.

L'état de maladie peut être aussi considéré comme une condition fâcheuse qui donne prise au choléra et en aggrave notablement les conséquences, et les individus affectés de diarrhée chronique, notamment les phthisiques, les convalescents de fièvre typhoïde, sont des victimes particulièrement exposées.

Indépendamment de toutes les conditions étiologiques que nous avons rapidement analysées, il faut nécessairement admettre encore une prédisposition individuelle, une sorte de réceptivité organique spéciale, qui rend apte à contracter la maladie ; et ce qui tend à démontrer la réalité de cette aptitude idiosyncrasique, c'est cette particularité souvent mentionnée dans les rapports sur l'épidémie de 1854, que, quand le choléra avait apparu dans une famille, on voyait le mal frapper successivement plusieurs de ses membres, et de préférence parmi les *consanguins* plutôt que parmi les alliés, même les plus proches.

NATURE DU CHOLÉRA-MORBUS. — Nombreuses sont les opinions émises en 1854 et 1865 sur la nature du choléra-morbus, considéré tour à tour comme une espèce de fièvre intermittente, — une névrose du système ganglionnaire, — une variété de typhus, — une maladie du foie, — une fermentation spéciale, — une maladie nouvelle *sui generis*, dont la cause, inconnue selon les uns, réside pour d'autres dans les conditions qui agissent isolément dans la production du choléra sporadique, et qui, devenues plus générales et plus intenses, frapperaient les masses en constituant ainsi l'épidémie.

Pour le plus grand nombre des médecins qui ont essayé de pénétrer la nature du choléra, c'est un empoisonnement miasmatique de cause insaisissable, portant son action sur le système nerveux de la vie organique, ou sur le sang, et pénétrant l'économie par les voies pulmonaires ou digestives.

Cette incertitude sur la nature du choléra-morbus se reflète dans les opinions émises sur son mode de développement dans une contrée, et sa propagation successive.

Pour les uns, le choléra *naît*, se développe et se multiplie, dans un endroit donné, sous l'influence de causes morbides variées, devenant fatales par leur coexistence accidentelle; et plusieurs invoquent, outre les mauvaises conditions inhérentes à la localité, ou provenant de la mauvaise hygiène ordinaire des habitants, invoquent, disons-nous, le concours de causes accidentelles et transitoires, telles que des modifications imprimées à la composition de l'air par la maladie des végétaux, et une débilité générale de l'organisme provenant de l'altération des substances alimentaires.

Pour les autres, il est *importé* par des individus malades ou contaminés, venant d'un endroit où sévit le choléra, et la maladie se multiplie et se dissémine en se communiquant des uns aux autres, surtout par *contagion médiate*, comme le typhus.

Cette dernière manière de voir, généralement repoussée en 1832, déjà plus souvent reproduite dans l'épidémie de 1847, devient en 1854 l'opinion prédominante, puisque sur 97 rapports énonçant un avis sur la question en litige, il en est 61 qui admettent la transmissibilité du choléra comme plus ou moins démontrée.

Cette proportion des partisans de l'importation et de la contagion médiate devient, en 1865, plus considérable encore depuis qu'on a vu cette fois le choléra : — éclater à la Mecque aussitôt après l'arrivée de la colonne des pèlerins venus de l'Inde; — multiplier ses atteintes au milieu d'une atmosphère empestée par des milliers de victimes putréfiées; — faire explosion à Alexandrie et au Caire avec le retour des pèlerins de la ville sainte; — envahir ensuite Constantinople, capitale des Mahométans, et, bientôt après, Ancône, Barcelone et Marseille, trois ports de commerce qui ont, avec Alexandrie, les relations les plus fréquentes; — et, pendant qu'il frappe successivement des points aussi éloignés, dans des directions différentes, épargner la Sicile, où n'a touché aucun navire.

En même temps, l'attention étant mieux éveillée, on a pu suivre plus souvent et plus évidemment la trace, la piste des explosions successives, et constater plus sûrement la transmission du mal d'un individu à un autre.

De sorte qu'il ne reste plus, pour soutenir le système de l'éclosion spontanée du choléra-morbus, que de rares partisans parmi lesquels nous devons mentionner, comme les champions les plus ardents, notre très-honorable collègue M. le docteur Jolly, M. le professeur Cazalas, M. Martinencq (de Toulon) et M. le docteur Stanski, qui, lui, nie également la transmissibilité de la variole et de la scarlatine.

Traitement. — Les traitements les plus divers ont été, en 1865 comme en 1854, mis en usage pour combattre le choléra, et les agents thérapeutiques les plus divers ont été appliqués, soit isolément, soit surtout conjointement avec les moyens hygiéniques :

Les émissions sanguines, encore en vogue en 1832, plus rarement appliquées en 1849, plus sainement reprises en 1854, contre les accidents d'une réaction excessive, et, en 1865, trop oubliées par suite de cette tendance de l'esprit humain à passer d'un extrême à l'autre ;

L'opium, vanté outre mesure par les uns et employé à doses excessives, proscrit par les autres comme funeste, appliqué par le plus grand nombre à doses modérées, reste en définitive l'une des bases de la thérapeutique du choléra ;

L'ipécacuanha, prôné par les uns, repoussé par les autres, avec des résultats variés de succès et de revers ;

Les évacuants, employés par quelques-uns comme donnant un chiffre de guérisons tout à fait incroyable, mais généralement délaissés ou repoussés comme funestes ;

Les antispasmodiques, notamment l'éther et le chloroforme, employés fréquemment et généralement avec avantage contre les phénomènes spasmodiques ;

Les excitants cutanés, presque universellement mis en usage pour ranimer et conserver la chaleur : frictions sèches, frictions stimulantes, sinapismes, urtications, bains sinapisés, bains d'air chaud ;

Le froid à l'intérieur sous forme de boissons fraîches ou de glace, médication ardemment recherchée par les malades et généralement adoptée par les médecins de tous les pays ;

L'eau froide, même pour unique traitement, recommandée comme souveraine par le docteur Tourette, que sa confiance en ce moyen a conduit à Toulon, où il est mort victime de son dévouement et de son illusion ;

Puis l'eau froide *intus et extra*, c'est-à-dire à la fois en boisson et en lavement, et en application, sous forme de cataplasmes froids, sur toute la surface abdominale : méthode qui a eu, entre les mains de quelques médecins, des résultats relativement satisfaisants ;

Le sulfate de quinine, resté généralement sans succès dans la période algide, un peu plus efficace quand, après la réaction, le choléra prenait le caractère de fièvre cérébrale ou pernicieuse ;

Le sulfate de strychnine (et, plus rarement, la noix vomique), administré dans le but de réveiller l'action du système nerveux; médicament prôné par quelques-uns (d'ailleurs en petit nombre) pour ses bons résultats, et n'ayant donné à la plupart de ceux qui l'ont mis en usage que des insuccès et des revers, si même il n'a déterminé souvent des accidents graves, et quelquefois hâté la terminaison fatale ;

Le valérianate de zinc, vanté de même avec enthousiasme par le docteur Ourgaud, et qui n'a eu, pour beaucoup d'autres, que des résultats désastreux ;

Le sulfate de cuivre, enfin, employé en 1865, à Marseille, avec une proportion de succès qui ne s'est point réalisée entre les mains des praticiens qui l'ont mis en usage dans les hôpitaux de Paris ;

Sans compter un assez grand nombre d'autres agents, qu'il serait trop long d'énoncer et qui, d'ailleurs, ont été trop rarement employés pour qu'il fût possible d'en apprécier suffisamment la valeur.

L'homœopathie a été employée aussi en plusieurs endroits : à Dienville, en 1854 (au rapport du docteur Lachaise, de Bar), sur 16 cas de choléra confirmé, il y a eu 14 décès ; et à Marseille, en 1855, dans un service spécial institué par l'administration de la ville, sur 26 malades admis 21 étaient morts dans l'espace de cinq jours.

Ajoutons, en terminant ce qui a trait à la thérapeutique du choléra : que beaucoup de médecins ont employé successivement des méthodes diverses, selon les indications qui leur paraissaient prédominantes ; et que les résultats plus ou moins favorables obtenus par différentes médications ne sont pas l'œuvre unique des agents de la matière médicale, une grande partie des succès étant due aux soins hygiéniques mis concurremment en usage, et notamment aux divers moyens de réchauffement des malades.

Plusieurs médecins même en sont venus à révoquer en doute l'action des agents thérapeutiques dans le choléra-morbus, et à soutenir l'abolition complète, pendant la période algide, de l'absorption par les surfaces naturelles.

Quelles qu'aient été, du reste, les médications employées contre le choléra, les résultats ont été, en 1865 et en 1854, tristes comme dans les épidémies antérieures; et la mortalité, prise en masse, oscille le plus ordinairement autour du chiffre de 50 décès pour 100 malades.

Quand la proportion des morts n'est que du tiers des malades, elle peut être considérée comme un résultat satisfaisant; et quand ce chiffre descend plus bas encore, ce ne sont plus que des faits exceptionnels.

Il est en effet peu de statistiques sérieuses qui atteignent une limite aussi favorable; et nous ne pouvons admettre comme réels et valables de prétendus relevés qui n'énoncent qu'un décès sur 80 malades et plus.

Il faut aussi, dans la différence des résultats énoncés, faire la part de la manière dont les statistiques sont dressées par les différents auteurs : les uns, réunissant en bloc les cas intenses, moyens et légers, même les simples diarrhées, arrivent assez facilement à un chiffre proportionnel de guérisons comparativement très-favorable; — tandis que ce chiffre est beaucoup plus triste pour ceux qui ne font entrer en ligne de compte que les cas bien tranchés.

Ce qui le prouve, c'est que, dans les statistiques qui ont eu soin de faire ces distinctions, on voit, par exemple, que, dans l'arrondissement de Calvi, qui a compté 77 cas de choléra confirmé, dont 29 terminés par la mort, 34 cas graves ont donné 22 décès, et 43 cas légers n'ont fourni que 7 morts seulement.

Différentes circonstances de force majeure font d'ailleurs varier dans une certaine mesure la proportion de mortalité.

C'est ainsi que la maladie est, toute chose égale d'ailleurs, généralement plus grave au début de l'épidémie, et habituellement plus bénigne lors de son déclin; — plus souvent mortelle dans l'enfance et la vieillesse, plus facilement curable dans la jeunesse et la force de l'âge; — plus bénigne aussi dans la pratique civile, où les malades sont plus isolés, et plus meurtrière dans les hôpitaux, où le choléra frappe des organismes déjà débilités, et où l'on transporte souvent les cholériques lorsque déjà le mal est arrivé à son plus grand développement.

Pour la plupart des médecins, une des causes principales de la grande mortalité du choléra, c'est la négligence trop fréquente des premiers accidents et l'appel tardif des secours de l'art; et presque tous, sans exception, insistent sur la nécessité de combattre le mal à son origine, avant que l'épuisement des sources de la vie ait rendu toute médication inutile.

C'est en raison de cette incurie des malades et de la gravité inhérente au choléra confirmé, qu'un grand nombre de médecins placent le *traitement préventif* au premier rang et ne voient le salut que dans les *mesures hygiéniques* destinées à préserver les personnes et les localités menacées par le fléau.

Ces mesures consistent pour les individus : dans la tempérance et le soin d'éviter la fatigue et les excès de tout genre;

Pour les habitants, c'est la propreté, le renouvellement de l'air et la ventilation; la désinfection, par les agents dont la chimie dispose, des maisons menacées et surtout de celles déjà visitées par la maladie.

C'est encore l'éloignement des déjections cholériques, la désinfection de ces matières et des linges souillés par les excrétions morbides; le prompt ensevelissement des cadavres;

Les fumigations des salles d'hôpital et les aspersions chlorurées dans les lieux publics.

Quelques rapports conseillent la désinfection de l'atmosphère, soit par les feux de houille, soit par la poudre de mine; à l'appui de l'utilité des vastes combustions, l'un des auteurs cite ce fait que, dans le village de Thienaut, l'épidémie a brusquement disparu après un incendie qui a consumé plusieurs maisons.

Parmi les mesures de prophylaxie, une des plus importantes, aux yeux de plusieurs médecins, consiste dans les visites préventives destinées à découvrir les malades dont l'incurie laisserait le mal, — guérissable à son origine, — prendre bientôt un développement qui le met trop souvent au-dessus des ressources de l'art.

Assurément ces mesures sont la plupart très-rationnelles, et bon nombre d'entre elles peuvent être très-utilement mises à profit. — Mais, est-ce là tout, et les efforts de la médecine doivent-ils se borner à combattre le choléra dans les organismes déjà frappés, et à en limiter les atteintes au milieu des populations envahies? — Et ne vaudrait-il pas mieux, si cela était possible, étouffer le mal dans sa source première, ou au moins l'empêcher de venir jusqu'à nous?

Ici trouve nécessairement sa place un chapitre consacré à la discussion des principales questions encore en litige, et dont la solution importe, tant pour le choix du meilleur traitement du choléra que pour les grandes mesures d'hygiène destinées à prévenir des invasions ultérieures.

Ainsi, qu'est-ce que le choléra-morbus? — D'où vient-il ? — Quelle en est l'origine? — Comment se développe-t-il au milieu de nous? — et que faire pour combattre ce mal qui répand la terreur, mal plus redoutable par ses ravages que toutes les épidémies connues, et qui, en France, a déjà fait, depuis 1832 jusqu'à ce jour, près de 500,000 victimes?

Le choléra tel que nous l'avons vu, à quatre reprises, est une maladie *sui generis*, nouvelle en Europe. — En effet, l'histoire des épidémies ne fournit, dans le passé, aucune description qui se rapporte exactement au choléra dont l'Europe a été ravagée depuis quarante ans.

Malgré son identité de nom avec le choléra-morbus sporadique et accidentel de nos contrées, auquel il ressemble en effet par des analogies symptomatiques assez tranchées, il en diffère essentiellement par sa nature intime autant que par son extrême gravité. Quelle disparité en effet entre ces deux entités morbides : l'une est aussi meurtrière que l'autre est bénigne, et, s'il nous était permis de nous servir d'une comparaison, nous dirions que le choléra-morbus dont il s'agit ici est au choléra *nostras*, ce que le scorpion de l'Inde est au scorpion du midi de la France : celui-ci pique, l'autre tue. — Le premier, produit de causes facilement appréciables (notamment des excès de boissons froides pendant la saison chaude), est tout individuel, et jamais personne n'a eu l'idée qu'il pût se communiquer d'un individu à un autre ; — le second, se développant souvent sans cause déterminante appréciable, atteint indistinctement un grand nombre d'individus placés dans les conditions hygiéniques les plus diverses, et paraît fréquemment se transmettre d'un premier malade à plusieurs autres successivement.

D'où vient donc ce mal jusqu'alors inconnu?

On sait, et c'est chose universellement admise, que ce fléau est originaire de l'Asie méridionale et qu'il a son siége de prédilection dans les régions voisines du cours inférieur des grands fleuves de l'Inde, comme la peste a le sien dans le delta du Nil, et la fièvre jaune aux embouchures du Mississipi.

Mais comment ce fléau, originaire de contrées si lointaines, est-il venu jusqu'à nous? — Par quelle cause ou quel concours de circonstances cette maladie, endémique dans l'Inde, est apparue en France sous forme épidémique, à quatre reprises jusqu'à ce jour?

Trois théories peuvent être émises sur ce point d'étiologie, qui est en définitive le point culminant, la question capitale de l'histoire du choléra-morbus.

Selon quelques pathologistes, le choléra est le produit d'un miasme particulier, né dans l'Inde, lequel est transporté jusqu'en Europe, à travers les continents et les mers, par de vastes courants atmosphériques qui le déversent au milieu des populations qu'ils rencontrent sur leur passage.

Selon d'autres pathologistes, le choléra naît sur place, dans les lieux où il se montre, engendré par des conditions locales accidentelles constituant ce qu'ils appellent l'*épidémicité*, et se multiplie par l'action de ces causes spéciales sur la masse de la population.

Selon d'autres enfin, le choléra, né dans l'Inde, sous l'influence de conditions propres à ce climat, se propage au loin, transporté par l'homme lui-même, en se régénérant dans les organismes qui en subissent les atteintes, et se multipliant ainsi par transmissions successives, favorisé dans sa propagation par des causes accidentelles adjuvantes.

I. — Le choléra-morbus nous vient-il de l'Inde suspendu dans l'atmosphère et se transportant comme les nuées chargées de pluie?

A cette théorie on oppose des objections dont la valeur semble d'un grand poids : Les effluves les plus puissants et les plus appréciables qui soient à notre connaissance, jusqu'où se font-ils sentir, à quelle distance produisent-ils leurs effets bien connus? — Les émanations de Montfaucon étaient-elles encore perceptibles au delà d'un rayon de quelques kilomètres? Les exhalaisons marécageuses des marais Pontins produisent-elles les fièvres à plus de quelques lieues de leur source? Admettez pour les effluves cholériques de l'Inde une puissance dix fois, cent fois plus grande, vous ne pourrez encore expliquer leur transport à 4 ou 5,000 lieues de leur point d'origine.

Admettrait-on que ces miasmes se régénèrent et se multiplient dans l'atmosphère? — Mais alors comment comprendre que ces effluves, émanés de l'Inde en 1817 et emportés par l'atmosphère, aient mis quinze années à franchir l'espace de 2,500 lieues qui séparent les bords du Gange des rives de la Seine? — Quelle lenteur, quand on voit les orages traverser toute la largeur de la France en un jour!

Et comment se fait-il que ces miasmes se propagent à la fois dans les directions les plus différentes? que du golfe du Bengale ils se dirigent et à l'est vers Sumatra, Bornéo et la Chine, et au sud vers les îles de Ceylan, de Bourbon et Maurice, et au nord vers la Tartarie, et, dans la direction du nord-ouest, vers la Perse et l'Égypte, puis à travers la Russie et l'Europe? — Comment expliquer qus le miasme cholérique, parvenu jusqu'en Allemagne en 1832, arrive à Londres sans toucher la Belgique, et revienne de Londres sur Paris pendant que régnait un vent très-intense du nord-est avec l'atmosphère la plus sereine?

A cette dernière objection on réplique en admettant, dans les couches supérieures de l'atmosphère, des courants se dirigeant en sens inverse des courants palpables et visibles des couches inférieures. — Mais c'est là une supposition toute gratuite, et qui donc a constaté en 1832 ce courant supérieur de Londres à Paris, c'est-à-dire du nord-ouest au sud-est, pendant que le courant inférieur se faisait dans la direction du nord-est au sud-ouest de Strasbourg vers Bordeaux? — Nous croyons pouvoir dire, par anticipation, que ce courant était plutôt celui des voyageurs, celui des Anglais fuyant leur pays brumeux déjà infesté, pour venir jouir des avantages de Paris, jusque-là exempt du fléau indien.

En admettant pour un moment l'existence de ces courants supérieurs, ils seraient par cela même plus légers; et comment alors les miasmes qu'ils sont censés porter dans leurs flancs pourraient-ils filtrer à travers la couche atmosphérique inférieure et s'abattre sur le sol, sans être entraînés par le courant terrestre dans la direction qui lui est propre?

Puis, comment expliquer que jamais, dans une contrée, l'extension du choléra ne s'est opérée d'une manière positive et un peu suivie dans le sens de la direction des vents régnants? — Et comment comprendre, dans le système du transport atmosphérique, cette singulière tendance du fléau vers certaines grandes villes dans les différentes épidémies? — Ainsi, en 1832, c'est d'abord Calais qui est envahi, puis Paris. — En

1849, c'est Douai et immédiatement après Paris; — en 1853, c'est le département de l'Aisne et Paris au bout de quelques jours; — en 1865 enfin, c'est Marseille et Toulon, puis Paris, toujours Paris, presque sans intermédiaire.

Quelle est donc cette attraction de Paris sur tous les courants atmosphériques de l'ouest, du nord, du nord-est et du sud? — Au lieu de ces courants chimériques de l'atmosphère, n'est-on pas fondé à invoquer plutôt l'influence des courants de la population elle-même vers ce grand centre social de la France?

A l'appui de l'hypothèse des courants atmosphériques cholérigènes, on a encore invoqué le fait que le choléra-morbus a souvent paru s'étendre surtout le long des fleuves et des rivières, et l'on a cru l'expliquer en admettant le déplacement d'une couche d'air contaminé sur le lit des cours d'eau. — Mais l'expérience apprend que le choléra suit aussi bien le cours des rivières en amont qu'en aval; et la propagation du mal le long des rivières et des fleuves ne s'explique-t-elle pas mieux par cette considération que les villes sont échelonnées bien plus sur le bord des cours d'eau que sur les crêtes des montagnes?

Et puis, quand le courant cholérique envahit un pays, venant par la mer, comme cela s'est vu, en 1865, pour l'Italie, pour la France et pour l'Espagne, comment se fait-il qu'il y entre toujours par un point de la côte? A cela M. le docteur Stanski répond plaisamment: « Comment voulez-vous aborder un pays autrement que par la côte? » — Oui, un navire arrivant du large ne peut aborder que par un point de la côte; mais un nuage chargé de pluie ou de grêle peut, venant de la pleine mer, entrer dans un pays et n'éclater qu'à 10, 15, 25 lieues du rivage.

Et si l'on admettait pour un moment que les couches atmosphériques chargées de miasmes rasent la surface du globe (tout à l'heure on les supposait très-élevées), comment se ferait-il qu'elles n'abordent à peu près jamais que par un *port de commerce?*

Enfin comment se fait-il encore que le plus ordinairement ces prétendus courants atmosphériques chargés de miasmes demeurent suspendus pendant près de trois mois sur une même ville, comme cela s'est vu récemment pour Amiens? — Comment, avec cette hypothèse, le fléau reste-t-il souvent limité à un quartier, parfois même à une rue, à une seule rangée de maisons?

II. — Le choléra-morbus, d'après un autre système, naît-il spontanément dans les lieux où il apparaît, engendré sur place par des causes locales accidentelles et passagères ?

Mais les partisans de cette théorie ont-ils jamais spécifié quelles sont ces causes et déterminé les conditions au milieu desquelles le choléra peut prendre naissance? — Dire que le mal est le produit du *génie épidémique*, c'est se payer d'un mot qui ne résout pas la question. — De ce qu'une maladie frappe les individus en grand nombre à la fois, cela ne dit pas quelle en est la genèse.

En chercherait-on les causes dans certaines conditions spéciales dépendant de l'air ou des lieux? — Mais quelles sont, en France, les conditions météorologiques ou telluriques, permanentes ou accidentellement existantes à l'époque des épidémies cholériques, qui n'aient pas existé de tout temps, et qui ne soient pas les mêmes que dans les siècles derniers ?

Serait-ce une haute température, des chaleurs prolongées ? — Mais en 1846 et 1863 nous avons eu 36 degrés, 39 degrés de chaleur et pas un seul cas de choléra. — Si l'élévation de la température favorise le développement du mal, elle ne peut être considérée comme cause productrice : dans la dernière épidémie, le choléra-morbus, à Cherbourg, a eu sa plus grande intensité pendant les mois de janvier et février 1866, et, durant l'hiver de 1830-1831, le fléau sévit avec violence à Moscou, malgré la rigueur de la saison froide dans ce climat glacial.

Serait-ce l'humidité ou la sécheresse? — Mais la sécheresse était extrême en 1846, l'humidité excessive en 1852, et le choléra ne s'est pas montré.

Seraient-ce des variations d'électricité atmosphérique ? — Mais quelles sont les variations de ce genre que l'on n'ait constatées vingt fois à des époques où nous n'avions pas le choléra? — Les observations, faites pendant les diverses épidémies, n'ont d'ailleurs rien constaté de positif.

Serait-ce une altération dans les principes constitutifs de l'air atmosphérique ? une diminution de l'ozone?— Mais les diminutions de l'ozone se répètent chaque année, durant l'été ; et les modifications supposées de la constitution de l'air n'ont jamais été constatées par l'analyse.

Donnera-t-on pour cause productrice du choléra dans un pays, dans une contrée, la constitution du sol ? — Mais le sol de la France s'est-il modifié depuis trente-cinq ans par quelque grand cataclysme? — Et n'avons-nous pas vu le choléra régner dans les régions les plus variées, dans des pays ayant la constitution géologique la plus différente? —

Les terrains d'alluvion, les lieux bas, humides, marécageux, le voisinage d'eaux stagnantes, de cours d'eaux infectes, favorisent le développement du choléra, et ces tristes conditions ont généralement pour conséquence un nombre proportionnel d'atteintes plus grand et une mortalité plus considérable; mais elles ne suffisent point à produire le choléra de toutes pièces; et nous en avons la preuve en voyant, dans telle contrée, les localités les plus malsaines respectées, et d'autres, en apparence très-salubres, payer un large tribut à l'épidémie; en voyant encore dans un même département, dans tel arrondissement, tel canton, certains villages ravagés en 1854, qui avaient été épargnés en 1849, et certaines localités qui étaient restées indemnes en 1849 et 1832, être cruellement éprouvées dans les épidémies subséquentes?

Les conditions locales, nous le répétons, sont des conditions secondaires: elles peuvent bien avoir et elles ont en réalité une influence sur la multiplication des cas de maladie; mais aucune de ces conditions, ni la réunion de plusieurs ou de toutes les plus mauvaises, n'ont jamais *engendré le mal.*

Invoquera-t-on un concours de circonstances hygiéniques, telles que le manque d'espace de l'habitat, l'insuffisance du vêtement, la privation d'air et de lumière, l'altération ou l'insuffisance de matières alimentaires, la mauvaise qualité de l'eau, les excès de tout genre, les causes morales déprimantes, les grandes agglomérations d'hommes et l'encombrement qui en résulte? — Oui, toutes ces causes sont des conditions adjuvantes qui favorisent le développement et la multiplication de la maladie; mais aucune d'elles, quelque puissante qu'on la suppose, leur réunion, en quelque nombre que ce soit, ne saurait engendrer le choléra.

D'ailleurs, ces mauvaises conditions ont-elles manqué en France depuis 1792, pour ne pas remonter plus haut? N'avons-nous pas eu, au commencement de ce siècle, dans toute l'Europe, les grands mouvements d'hommes, le choc de grandes armées, des batailles sanglantes, des mêlées terribles, et, notamment en 1813 et 1814, n'avons-nous pas eu en France les grands désastres militaires, la retraite précipitée avec ses fatigues et ses dures privations? puis l'invasion par l'Europe coalisée, la grande sécheresse et l'extrême humidité, la disette, la famine, la misère, la désolation publique, le typhus; et, au milieu de toutes ces grandes causes de perturbations physiques et morales, a-t-on vu un seul cas de choléra?

III. — D'après une troisième théorie, le choléra-morbus, originaire de l'Inde, où il a sa source et ses conditions de genèse que nous n'avons pas à discuter ici, est emporté par l'homme lui-même, au delà des limites de son empire, et se propage au loin en se régénérant dans les victimes qu'il atteint sur son passage.

Les partisans de cette manière de voir nous montrent le choléra partant du delta du Gange pour envahir d'abord les contrées voisines en relation de commerce avec l'Inde par la voie de terre ou de mer, et marcher ensuite en différents sens, dans la direction des courants humains : dans la première grande invasion, par exemple, on le voit en effet surgir de l'Inde en 1817, s'avancer vers nous à travers les continents de l'Asie, en suivant la route des caravanes et des armées, traverser successivement la Perse, la Russie et le nord de l'Allemagne et atteindre la France en 1832. — Dans la dernière invasion, au contraire, on le voit, partant encore de l'Inde dans les premiers mois de 1865, s'avancer vers l'Europe par la voie de mer, et atteindre Marseille en juin, moins de six mois après son départ.

Dans la première invasion (par la *voie de terre*), il ne marche pas plus vite que l'homme et met quinze années pour arriver jusqu'en France. — Dans la dernière, par la *voie de mer*, il s'avance avec la vitesse des navires, et ne met que quelques mois pour arriver de Calcutta, de Bombay, etc., à la Mecque, puis au Caire, et quelques jours à peine pour s'élancer d'Alexandrie sur les rives du Bosphore, sur les côtes de la Catalogne et de la Provence. — Il n'existe pas, ajoutent les partisans du système de l'importation, un exemple de l'arrivée du choléra d'un pays continental dans un autre plus vite que les voyageurs, et d'un continent à travers les mers dans un autre plus rapide que les navires à vapeur.

En envahissant un pays par terre, c'est indifféremment par tel ou tel autre point de la frontière que le choléra-morbus y pénètre ; tandis que, s'il y arrive d'au delà des mers, comme d'Alexandrie en 1865, c'est par les ports de commerce qu'il aborde, témoin les villes de Constantinople,

Ancône, Barcelone et Marseille, qui sont envahies avant d'autres contrées plus voisines du lieu de départ ; et son explosion a toujours lieu peu après l'arrivée dans ces ports d'un bâtiment venu d'un pays contaminé.

Les partisans de l'importation se font encore un argument de la préservation de certaines îles, de certains établissements publics ou privés qui ont momentanément interrompu toute communication avec les lieux infectés ou défendu l'approche de tout navire de provenance suspecte. C'est ainsi que la Sicile a été préservée en 1865, en ne recevant dans ses ports aucun navire provenant des lieux contaminés, et que la ville de Batna, en Algérie, a été mise à l'abri du fléau par des postes de surveillance qui l'isolaient au milieu d'une contrée ravagée par l'épidémie.

Ils invoquent inversement, à l'appui de la transmission du choléra d'individu à individu, les nombreux exemples où la venue d'un ou de plusieurs cholériques, au milieu d'une contrée jusque-là parfaitement saine, a été promptement suivie du développement de la maladie chez les individus qui les ont recueillis ou leur ont donné des soins. — Mais les adversaires de la transmission ne voient dans ces faits que de simples coïncidences ; — ou les expliquent par l'intervention de l'épidémicité qui, en réalité, n'explique rien ; — ou bien leur opposent les faits, en grand nombre, où l'on n'a pu mettre le doigt sur le prétendu coupable ; — ou bien encore ils donnent comme preuves inverses de la non-contagion du choléra, les faits très-nombreux aussi de personnes ayant assisté, soigné des cholériques, couché dans leur lit, et qui n'ont point pris la maladie.

A cela les partisans de la transmissibilité répliquent que si, dans un grand nombre de cas, on n'a point constaté la filiation, c'est qu'elle a peut-être échappé à une observation insuffisante ; d'autant plus que certaines sources de contamination étaient encore inconnues, qui aujourd'hui sont mieux élucidées, et ils ajoutent que les *faits négatifs* dans lesquels la communication n'a pas eu lieu, ne peuvent détruire la valeur des *faits positifs* où la transmission du mal a eu le caractère de l'évidence.

A leur tour les non-contagionnistes, tout en repoussant les faits invoqués comme démonstratifs par leurs adversaires, réclament le caractère de faits positifs pour les exemples de non-contagion qu'ils leur opposent. — Mais ils ne s'aperçoivent pas qu'il y a dans cette argumentation un vice de logique : oui, si les contagionnistes disaient : *le choléra est toujours contagieux*, chaque exemple de non-communication serait une preuve positive de la fausseté d'une proposition aussi absolue. Mais ce n'est pas ainsi que s'expriment les partisans de la transmissibilité. Ils n'ont, en effet, jamais soutenu que le choléra se communique toujours, et ils admettent, pour qu'il puisse se transmettre, la nécessité de certaines conditions spéciales sans lesquelles la transmission n'a pas lieu, pour le choléra pas plus que pour la variole, la scarlatine et l'angine couenneuse ; conditions qui, pour le choléra comme pour la fièvre typhoïde, par exemple, dépendent, les unes de l'intensité du principe morbigène, de sa condensation dans un lieu plus limité, de la durée de son action, etc., les autres de la force de résistance physique ou morale des individus exposés, et de leur prédisposition spéciale, c'est-à-dire d'une réceptivité organique individuelle.

Les partisans de l'épidémicité repousseront peut-être, comme une supposition gratuite, cette condition d'une aptitude spéciale dont l'intervention est considérée par leurs adversaires comme indispensable pour que la transmission se réalise. Mais ne sont-ils pas eux-mêmes obligés d'admettre une prédisposition particulière pour ceux qu'atteint la maladie, et une aptitude inverse pour ceux beaucoup plus nombreux qui résistent? Autrement comment expliqueraient-ils que l'influence épidémique, planant sur une localité, n'atteint que quelques habitants et ne les frappe pas tous indistinctement?

Les contagionnistes se croient donc en droit de conclure que des centaines de faits où la communication du mal *n'a pas été constatée*, ne sauraient infirmer un seul fait de *transmission véritable*. C'est ainsi que les douloureux exemples de Blache fils, de Valleix, de Gillette, contractant l'angine couenneuse auprès de leurs malades qu'ils soignaient avec assiduité et dévouement, ont cent fois plus de valeur pour prouver que l'angine couenneuse est communicable, que n'en ont, pour démontrer le contraire, des milliers de faits relatifs à des médecins qui ont soigné des angines de même nature et dans les mêmes conditions, sans contracter la maladie.

Un des arguments donnés dès longtemps contre la communicabilité du choléra, c'est le nombre imposant des médecins qui se sont, dans la première épidémie surtout, prononcés formellement dans ce sens. —

Mais cet argument, s'il avait quelque valeur autrefois, en a bien perdu dans les épidémies subséquentes, et s'est, depuis un temps plus récent, retourné contre eux : dès 1832 il y a eu des hommes considérables qui ont soutenu l'opinion contagionniste, et Delpech (de Montpellier) était de ce nombre. Ils étaient rares, il est vrai, mais ils se sont multipliés en 1849 ; ils sont devenus prédominants par leur nombre dès 1854, et aujourd'hui il ne reste plus dans le camp opposé que de rares combattants.

Pour repousser la communicabilité du choléra, les épidémistes arguent encore du petit nombre de médecins, de sœurs de charité, d'élèves et d'infirmiers qui prennent le choléra. — A cela on pourrait répondre que si le nombre des médecins et des sœurs hospitalières a été moins considérable, cela peut s'expliquer par une plus grande force d'âme, et conséquemment de résistance, que donnent aux uns le sentiment du devoir et l'habitude d'être aux prises avec la maladie, — aux autres la quiétude due à la solidité de leur foi et à la résignation chrétienne. Mais cette prétendue rareté du choléra chez le personnel médical n'est qu'une erreur. En 1849, à la Salpêtrière, le directeur (M. Hemey) et deux internes (MM. Londe et Bernier), plusieurs surveillantes et infirmières ont succombé, et nombre de médecins et d'employés ont été gravement atteints. La mort de onze médecins à Ancône, en 1865, de trois à Paris en 1865 et 1866, de trois médecins et de treize sœurs de charité dans la ville d'Amiens, en 1866, n'atteste-t-elle pas la nullité d'un argument qu'on ne sera plus tenté de reproduire ? — Que l'on cite une proportion comparable de mortalité parmi les magistrats, les notaires, les architectes, les sœurs dans les couvents cloîtrés ou dans les établissements consacrés à l'éducation de l'enfance.

Restent cependant à interpréter les cas nombreux où des individus sont frappés à la fois dans des points disséminés, sans qu'ils aient eu en réalité aucun contact direct avec les cholériques. — En présence de ces faits, il faut convenir que la contagion ne peut être invoquée comme *transmission par le contact ;* — et nous la repousserions nous-même, si on veut l'entendre dans le sens restrictif du mot.

Aussi le mot contagion nous paraît absolument impropre, et nous ajoutons que, tant qu'on voudra le maintenir, on ne parviendra pas à s'entendre et que l'on argumentera indéfiniment sans arriver à une solution de la question en litige.

Nous concluons, en parlant toujours au nom des partisans de la transmissibilité, que si *le choléra n'est pas contagieux* en tant qu'il faut le contact immédiat avec un cholérique pour contracter la maladie, *il est transmissible* de près ou à certaine distance, communicable par les émanations cholériques à ceux qui les subissent de près ou de plus loin dans certaines conditions données.

En présence des difficultés et des incertitudes que présente encore la question de la genèse du choléra-morbus, certains esprits circonspects et réservés croient plus prudent de suspendre leur jugement et d'attendre, pour formuler une opinion, que les inconnues se dégagent avec plus d'évidence. — Mais voilà déjà quatre épidémies qui ont ravagé l'Europe ; il est temps, et il est possible, selon nous, de prendre une décision scientifique qui donne une base logique aux mesures à prendre pour combattre le fléau dans ses causes aussi bien que dans ses effets.

Or, le système de la propagation du choléra par les courants atmosphériques ne peut rien contre la cause du mal et n'a logiquement rien à proposer pour l'éloigner et la détruire.

Le système de la génération spontanée du choléra dans les lieux où il se montre ne saurait non plus proposer rien de logiquement conçu, de scientifiquement déduit; car il ne dit point où est la source du mal, quelle en est la cause productrice, ni même à quelle réunion de conditions le fléau doit sa naissance.

Au contraire, le système de l'importation du germe cholérique par l'homme, de sa génération dans les victimes successivement frappées, et de la transmissibilité du mal d'un organisme à l'autre, est à même non-seulement de formuler des indications thérapeutiques plus rationnelles, et de proposer logiquement des précautions d'hygiène locale capables d'atténuer les ravages de l'épidémie, mais encore de formuler et de justifier de grandes mesures d'hygiène internationale capables de prévenir des invasions nouvelles.

S'il nous était permis de donner ici notre opinion, nous n'hésiterions pas, après avoir pesé sans parti pris, sans idée préconçue, toutes les raisons alléguées de part et d'autre, et en nous appuyant de notre propre expérience fondée sur l'observation des quatre grandes épidémies dans les hôpitaux et dans la pratique civile, nous n'hésiterions pas à nous ranger à l'opinion de la transmissibilité du choléra comme à la théorie la plus rationnelle ; et voici les déductions que nous oserions tirer, après de longues et mûres réflexions, de l'étude approfondie de la question si grave de la cause et de la genèse du choléra-morbus :

En considérant d'une part l'éclosion si fréquente du choléra dans la proximité d'individus déjà frappés, et le développement si rapide de la maladie dans l'organisme qui vient d'en subir l'atteinte ; en considérant ces énormes déjections équivalant souvent à 8 ou 10 litres dans l'espace de quelques heures, liquides dont la masse ne peut provenir que de la sérosité du sang transsudant à la surface de l'intestin, et dans lesquels l'albumine ne se révèle plus par ses réactifs ordinaires ; — en réfléchissant d'autre part à l'action des ferments s'attaquant avec prédilection aux matières albumineuses, les transformant avec rapidité en se multipliant eux-mêmes, et dont les corpuscules, solubles ou insolubles dans l'eau, se suspendent dans l'air et se transportent avec ce véhicule, nous dirions que le choléra-morbus, né dans l'Inde, est le produit d'un miasme spécial que nos contrées ne peuvent produire ou n'ont jamais produit encore, — miasme constitué par des corpuscules subtils, impulpables, de nature probablement organique, que la science n'a point isolés jusqu'à ce jour, — pénétrant dans l'économie vivante par les voies pulmonaires ou digestives, — agissant à la mode des ferments et produisant dans l'albumine du sang une modification de composition par suite de laquelle le sérum transsude à la surface de l'intestin, d'où résulte un épaississement graduel de la masse sanguine, dont le cours se ralentit peu à peu dans les vaisseaux capillaires; — miasme morbide se multipliant dans l'organisme comme les molécules des ferments, — se dégageant des corps contaminés et principalement des déjections alvines, se suspendant dans l'air ambiant et se propageant à des distances peu éloignées pour frapper de nouvelles victimes dans des conditions données de température qui en font varier la puissance et de prédisposition organique qui en facilitent les effets.

Dans ce système, la première source de l'agent morbigène résiderait dans les malades, notamment dans les matières évacuées par les cholériques, non-seulement pendant la vie, mais même après la mort ; et les miasmes émanant surtout des déjections alvines deviendraient une cause directe et manifeste de communication du choléra-morbus, autour d'un ou plusieurs cholériques, par le fait de la viciation de l'air ambiant en raison directe et de la quantité de ces matières accumulées dans un espace plus réduit, et du retard apporté à leur éloignement, comme aussi en raison du défaut de propreté et de ventilation autour des malades.

Une deuxième source, très-réelle encore, résiderait dans les dejections projetées sur les fumiers des rues ou des cours (comme dans les villages, les fermes et les maisons mal tenues), ou bien déposées dans les latrines *publiques* ou évacuées directement ou ultérieurement versées dans les lieux d'aisances *privés*, mais communiquant, par des tuyaux communs, aux différents étages, comme cela se comporte dans les villes; et les émanations nées de ces points divers, mêlées à l'air ambiant et transportées avec lui, seraient les agents de la propagation du mal et de sa dissémination autour du foyer primitif, à des distances variables et dans des directions différentes, selon la direction du déplacement de l'air contaminé et l'intensité des effluves morbigènes.

Une troisième source, moins apparente, proviendrait des eaux souillées par les déjections morbides projetées sur la voie publique ou déversées dans les égouts, et résiderait dans les miasmes dégagés ultérieurement sur le passage de ces eaux coulant à ciel ouvert dans les ruisseaux, ou entraînées par les galeries souterraines. — A ces causes de la dispersion du choléra on pourrait peut-être rattacher encore celle provenant des eaux contaminées par les puisards ou les cimetières, lesquelles, filtrant sous le sol, iraient empoisonner en aval les sources, les puits ou les rivières où certaines villes puisent leur eau potable, et pénétreraient ainsi dans l'économie par les voies digestives.

Une quatrième source de contage proviendrait des linges de corps, des objets de literie, des vêtements et autres effets imprégnés par les déjections des malades, et qui, transportés plus ou moins loin pour le lessivage, etc., seraient les agents de la transplantation du principe morbigène et de son action délétère à des distances plus ou moins grandes du lieu de provenance.

Enfin les malades en se déplacant, soit isolément, soit par masse, comme cela se voit pour les émigrants, les armées ou les caravanes qui souvent emportent avec elles les cadavres des victimes, porteraient avec eux le choléra-morbus dans des lieux jusque-là indemnes à des distances éloignées et avec plus ou moins de rapidité, selon la rapidité de leurs mouvements et la facilité des transports.

On comprendrait ainsi comment, dans ces conditions diverses, soit dans la chambre d'un malade isolé ou dans une salle d'hôpital, soit au voisinage d'un foyer formé par un dépôt de matières alvines, soit dans des points distants de quelques kilomètres où peuvent se dégager des miasmes de provenance cholérique, soit dans un lieu choisi pour refuge par un ou plusieurs malades fuyant un foyer d'où ils emportent en eux la maladie encore à l'état de germe ou d'incubation, ou déjà développée sous forme de cholérine ou de choléra, on comprendrait, disons-nous, comment la maladie tantôt se prolonge en se communiquant à un nombre d'individus plus ou moins considérable, et tantôt s'éteint après une courte durée en ne faisant que quelques victimes, selon les aptitudes organiques individuelles (dont nous avons un effet dans la consanguinité), — selon l'hygiène des habitants, aisance, tempérance et propreté, — selon leur isolement ou leur entassement dans les foires, les campements, les navires, enfin selon l'état des lieux où le germe est ainsi déposé, contrées basses, humides, marécageuses, encaissées ou environnées de collines qui mettent obstacle aux grands déplacements atmosphériques.

On aurait ainsi une explication satisfaisante et de la communication du choléra-morbus aux personnes environnant un ou plusieurs malades, — de son extension progressive dans un même bâtiment, dans telle rangée de maisons (sous le vent d'un ruisseau contaminé), dans telle rue d'un village, tel quartier d'une ville, plus frappés les uns que les autres. — On aurait de même l'explication en apparence si difficile de l'explosion inopinée du mal à de plus grandes distances, sans cas intermédiaires; — enfin de son apparition inattendue et plus ou moins subite dans des villes éloignées des lieux contaminés, et l'on comprendrait l'intervention cachée du contage dans un grand nombre d'explosions en apparence spontanées.

On s'expliquerait encore de la sorte les effets heureux du déplacement d'un corps d'armée abandonnant un camp dont le sol est souillé de matières putrides et de déjections cholériques (et où les victimes tombaient par centaines), pour aller s'établir dans un lieu nouveau plus élevé, mieux disposé, dont le sol est encore vierge, et où la mortalité diminuait immédiatement dans une proportion considérable.

On comprend aisément les données pratiques qui découlent des considérations qui précèdent :

Comme traitement de la maladie dans les organismes qui en ont subi l'atteinte, le meilleur moyen serait de neutraliser le miasme, source première du mal. — Or, ce principe étant inconnu dans son essence, l'antidote est à trouver encore. Mais si la science ne possède pas jusqu'à ce jour cet agent spécial, elle conduit au moins par voie d'induction à l'emploi d'autres agents dont l'expérience a démontré l'utilité contre les divers principes septiques qui peuvent pénétrer l'économie vivante.

Les principales indications à remplir sont ensuite de modérer ces énormes déperditions de liquides, — de maintenir la chaleur périphérique et de favoriser la circulation du sang, par tous les moyens de stimulation et de calorification dont la thérapeutique dispose.

Quant aux mesures hygiéniques qui découlent immédiatement des prémisses que nous avons énoncées plus haut, en voici les principales :

Faire régner la plus grande propreté autour des malades;

Entretenir une ventilation active dans les lieux qu'ils occupent;

Plonger les linges salis dans un liquide désinfectant;

Emporter promptement et enfouir ou désinfecter les produits des déjections morbides;

Pas de longs séjours dans la chambre des malades; qu'on relaye souvent les personnes chargées de les assister, et qu'on éloigne tous les gens inutiles.

Comme mesures préventives individuelles : — observer la tempérance et la modération en toutes choses; — veiller surtout sur son ventre et combattre aussitôt la moindre tendance à la diarrhée. — Fuir le plus vite possible, quand on le peut, les lieux infectés : le départ des gens timorés surtout diminuera la densité de la population prédisposée et, partant, le nombre des victimes.

Comme mesures d'hygiène publique : — avant comme après l'invasion du choléra dans une localité, désinfecter les latrines privées ou publiques, les ruisseaux et les égouts par tous les moyens dont la chimie dispose; — éloigner toutes les causes d'émanations putrides, fumiers, ordures déposées sur la voie publique.

Établir des salles spéciales dans les hôpitaux pour les cholériques; salles munies de tous les moyens d'aération et de renouvellement du linge et de la literie; soigneusement tenues au point de vue de la propreté et du renouvellement de l'air.

Changer ces salles de temps en temps, si l'épidémie se prolonge; et pratiquer des fumigations, des blanchissages à la chaux dans les lieux précédemment occupés par les cholériques.

Purifier l'air dans les lieux où sont déposés les cadavres; — enterrer les corps promptement et les enfouir dans un lit de chaux. — Et disons ici qu'il serait peut-être préférable en tout temps, mais surtout en temps d'épidémie cholérique, de consumer les cadavres par le feu.

Ne tirer l'eau potable que de sources à l'abri de toute infiltration souterraine malfaisante; — n'établir de prises d'eau, dans les rivières, qu'en amont des ruisseaux et des égouts qui s'y déchargent.

Vérifier les denrées alimentaires : faire disparaître les viandes altérées et les fruits non mûrs; publier des prescriptions sévères concernant les débits de boissons.

Pratiquer officiellement ou officieusement les visites domiciliaires dans le but d'assainir les habitations et de découvrir les malades au début, pour les soustraire à leur incurie fatale et tâcher de les sauver quand il en est temps encore.

Surveiller les mendiants, les vagabonds venant des lieux contaminés, et les isoler dans des locaux spéciaux, où ils recevraient les soins que leur état réclame sans danger pour la population.

Prévenir les rassemblements de troupes, les foires et marchés; — ne pas faire passer les corps de troupes par les lieux infectés; les disséminer s'ils sont déjà atteints; les faire camper en lieu sain et les loger à couvert.

Toutes ces mesures sont bonnes assurément, soit pour combattre le mal après son apparition dans le pays, soit pour en modérer l'expansion et en atténuer les désastres. — Mais, nous l'avons déjà dit, et cela ressort clairement des considérations que nous avons développées plus haut, il y a plus à faire encore; il y a d'autres mesures à prendre dans le but de prévenir des invasions nouvelles.

Le mieux serait assurément d'empêcher le mal de se développer dans son lieu d'origine, en modifiant les conditions hygiéniques locales par les mêmes mesures sanitaires qui ont fait disparaître la peste dans le delta du Nil.

Si cela est impossible, il faut du moins empêcher le mal d'arriver jusqu'à nous en l'arrêtant dans sa marche vers l'Europe par les moyens dont l'expérience a déjà consacré l'efficacité : — quarantaines pour les caravanes qui partent de l'Inde vers le nord-est de l'Europe; — quarantaines surtout pour les navires venant de l'Inde ou partis de régions infectées; — contrôle sévère pour tous ces navires; — visite sérieuse de leurs flancs; — appréciation approfondie de leurs papiers de bord, pour éviter à l'avenir les désastres dus à ces déclarations mensongères qui énoncent « santé parfaite de tous les passagers, » lorsque l'équipage renferme de nombreux malades et qu'il a jeté à la mer pendant la traversée des individus déclarés morts de diarrhée et qui avaient réellement succombé au choléra. — Ici se place naturellement une considération qui nous montre un accroissement de péril pour l'avenir. En 1865 encore, les pèlerins musulmans embarqués à Djeddah et emportant le choléra-morbus avec eux, ont été débarqués à Suez, transportés par chemin de fer à Alexandrie; et c'est seulement après un nouvel embarquement qu'ils sont arrivés à Beyrouth, à Smyrne et à Constantinople. Bientôt le détroit sera percé et les navires venant de Calcutta ou de Bombay, ou partant de Djeddah après les fêtes désastreuses du Beïram, arriveront en Europe sans transbordement et sèmeront le mal dans nos ports avec une bien plus puissante énergie.

Devant ce danger, faut-il rester les bras croisés et le laisser venir, comme le conseillent certains médecins qui ne voient que des inconvénients dans les mesures protectrices que nous proposons? — Nous ne le pensons pas; nous croyons fermement qu'il faudra bien un jour empêcher le retour des pèlerins par navires de la côte d'Arabie en Europe. Qu'ils fassent le chemin à pied ou à dos de chameaux, comme le prescrit le prophète (1).

Les partisans du laisser faire diront, à l'occasion des quarantaines, que c'est mettre obstacle au commerce, aux libres transactions des peuples, et feront valoir les pertes d'argent qui en résultent. Mais qu'est-ce que quelques millions d'écus au prix de tant de milliers d'existences humaines !

Ajoutons, pour terminer, que les peuples ont le devoir de protéger efficacement leur vie par tous les moyens en leur pouvoir, *salus populi suprema lex ;* et si les belligérants ont le droit de saisir la contrebande de

(1) « Qu'ils y arrivent à pied ou montés sur des chameaux prompts à la course, venant des contrées éloignées. » (*Le Koran*, ch. XXII, v. 28.)

guerre, que les nations civilisées, placées en présence de la menace incessante de nouvelles importations du choléra indien, prennent résolûment le droit d'empêcher à tout prix cette *contrebande de la mort*.

Ici se termine ma tâche laborieuse; mais je ne quitterai pas cette tribune sans exprimer à la commission du choléra ma reconnaissance pour le concours qu'elle m'a prêté, — à vous, messieurs, ma profonde gratitude pour la bienveillance avec laquelle vous avez écouté ma lecture; et, pour conclusion, je propose à l'Académie de voter des remercîments à tous les auteurs qui lui ont adressé leurs rapports, dont le mien n'est que le fidèle écho.

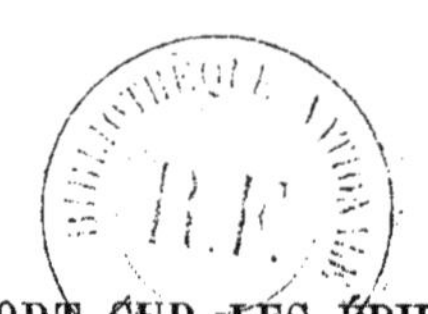

RAPPORT SUR LES ÉPIDÉMIES DE CHOLÉRA-MORBUS

ORDRE DES MATIÈRES.

ÉPIDÉMIE DE 1854.

ÉPIDÉMIOLOGIE.

Coup d'œil général sur le début et l'extension de l'épidémie.........
Comparaison des départements envahis et préservés dans les trois épidémies de 1832-49 et 54.. 9
Mode d'évolution et phénomènes précurseurs de l'épidémie............... 12
Allures de l'épidémie considérée dans son mode d'invasion, son intensité.. 13
Mode d'invasion dans une localité.. 13
Violence relative de l'épidémie, proportion des atteintes.................. 13
Durée de l'épidémie. — Chiffre des décès dans les divers départements..... 14
Immunité relative des lieux fortement éprouvés dans les épidémies antérieures. 16
Préservation de certaines localités, de certains établissements............ 17

PATHOLOGIE.

Caractères essentiels du choléra de 1854 comparé à ceux de 1832 et de 49.. 18
Incubation de la maladie. — Sa réalité. — Sa durée........................ 19
Moment de la journée où le choléra débute le plus souvent................ 20
Mode d'évolution de la maladie chez les individus......................... 20
Prodromes de la maladie. — Diarrhée initiale, prodromique (dite prémonitoire).. 21
Choléra sec.. 22
Symptômes.. 23
Maladies coexistantes : suette.. 25
Épiphénomènes.. 26
Marche. — Rapidité. — Violence. — Continuité, rémittences........... 27
Durée de la maladie... 27
Convalescence. — Ses suites... 28
Rechutes.. 28
Récidives... 28
Effets immédiats du choléra. — Fâcheux. — Heureux...................... 29
Influence du choléra sur les autres maladies............................ 29
Phénomènes cadavériques. — Altérations anatomiques...................... 30

ÉTIOLOGIE.

Influences météorologiques.. 31
Saisons les plus chargées.. 31
Température.. 32
Pression atmosphérique. — Hygrométrie..................................... 32
Electricité... 32

Perturbations atmosphériques. — Orages 33
Ozone 33
Vents 33
Concours de circonstances atmosphériques et climatologiques 35
Fuite des hirondelles 36
Influences géologiques; — telluriques 36
Position géographique. — Disposition physique des lieux envahis 36
Constitution géologique du sol 36
Topographie 38
Altitude 39
Hygiène des localités 41
Hygiène des habitants 42
Autres conditions variées pouvant être considérées comme causes prédisposantes ou déterminantes 43
Professions 44
Age 45
Constitution. — Santé 45
Influence de certains états physiologiques 46
Influence des états morbides antérieurs 46
Aptitude individuelle 47
Consanguinité 47
Disposition organique réfractaire 48

NATURE DE LA MALADIE.

Cause première 51
Genèse. — Extension 52
Éclosion spontanée 53
Importation 53
Mode et voies de propagation 54
Multiplication des cas dans une localité 55
Épidémicité. — Transmission 55
Mode de transmission 63
Sources du contagium 63
Inconvénients. — Avantages de la notion de la transmissibilité 64

TRAITEMENT.

Traitement curatif 65
Diversité des résultats suivant la gravité des cas, l'âge des malades. 73
Traitement préventif. — Mesures hygiéniques 78
Inhumations précipitées 80

ÉPIDÉMIE DE 1865 80

RÉSUMÉ. — DOCTRINES. — CONCLUSIONS 98

Corbeil, typ. et stér. de Crété fils.

CHOLÉRA-MORBUS DE 1854.

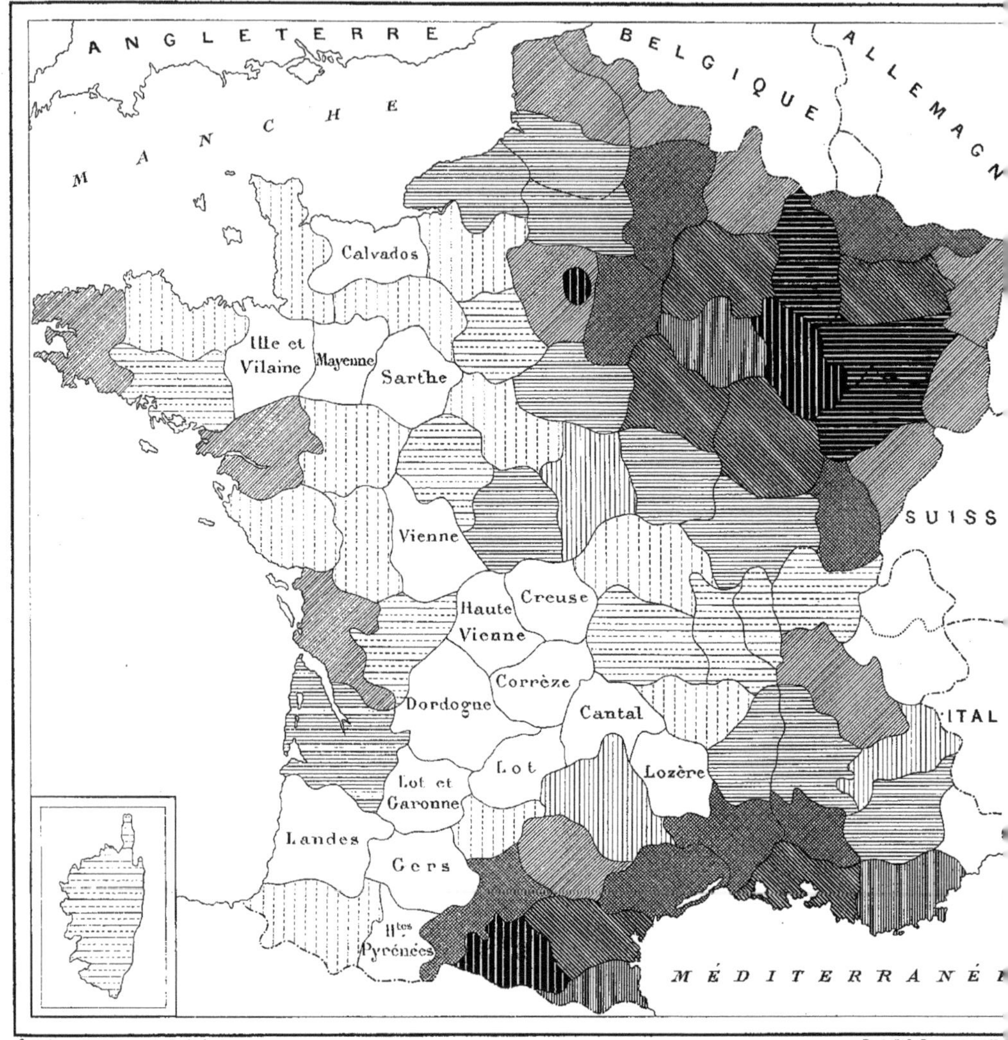

Gravé par E. Morieu, r. Vavin 37, Paris *Paris. Lith. Becquet, r. des No*

Nombre approximatif des décès dans les divers départements.

Dép^ts préservés	11 à 100	100 à 300	300 à 500	500 à 1000	1000 à 2000	2000 à 3000	3000 à 4000	4000 à 6000	6000 à 10000	10000 à 11520
Ces dépar^ts sont nominativ^t désignés.										

Voir pour le chiffre exact à la page 370 du rapport.

www.ingramcontent.com/pod-product-compliance
Ingram Content Group UK Ltd.
Pitfield, Milton Keynes, MK11 3LW, UK
UKHW012233240726
13966UKWH00003B/1068

9 782012 859654